CONFÉRENCES CLINIQUES

SUR LA

TUBERCULOSE

DES ENFANTS

PAR

Le Docteur Paul SIMON

Professeur agrégé à la Faculté de Médecine de Nancy
Chargé de la Clinique complémentaire des maladies des enfants.

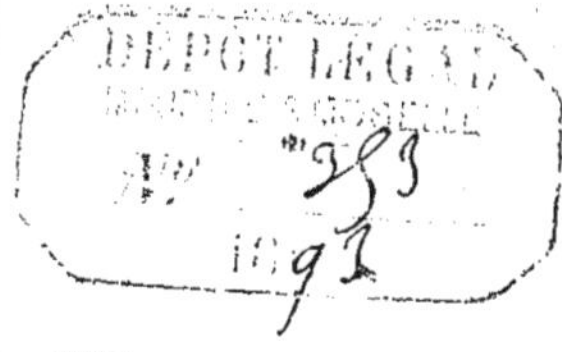

PARIS

ANCIENNE LIBRAIRIE GERMER BAILLIÈRE ET Cie

FÉLIX ALCAN, ÉDITEUR

108, Boulevard Saint-Germain, 108.

—

1893

CONFÉRENCES CLINIQUES

SUR LA

TUBERCULOSE

DES ENFANTS

PAR

Le Docteur Paul SIMON

Professeur agrégé à la Faculté de Médecine de Nancy
Chargé de la Clinique complémentaire des maladies des enfants.

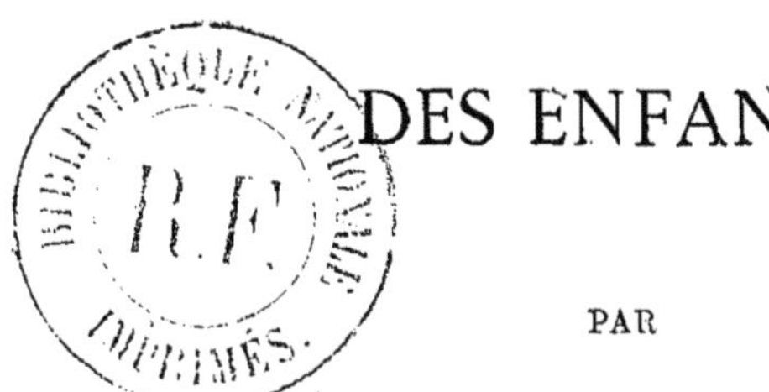

PARIS

ANCIENNE LIBRAIRIE GERMER BAILLIÈRE ET Cie
FÉLIX ALCAN, ÉDITEUR
108, Boulevard Saint-Germain, 108.

1893

C'est à son ancien Maître que l'auteur de ces leçons cliniques veut bien confier la mission de les présenter au public médical. Je le fais avec plaisir ; d'abord, parce qu'il est toujours agréable de présenter un élève, devenu maître à son tour, ensuite, parce que j'ai parcouru avec un vif attrait ces études simples, mises à la portée d'un jeune auditoire et marquées au coin d'un esprit judicieux.

La fréquence de la tuberculose infantile, l'influence étiologique de la rougeole, de la coqueluche, de la grippe, de la fièvre typhoïde, le rôle de la scrofule, celui de l'hérédité étudié par la clinique et l'expérimentation bactériologique, toutes ces questions générales sont examinées par l'auteur avec les documents que l'observation contemporaine apporte à leur solution.

Viennent ensuite des études spéciales sur l'étiologie de la tuberculisation des méninges chez l'enfant, sur les tuberculoses latentes, sur la fièvre tuberculeuse, sur la température dans la tuberculose méningée de l'enfance, une observation remarquable de purpura hémorrhagique consécutif à une infiltration caséeuse ganglionnaire comprimant le tronc du canal hépatique, d'où infection streptococcique biliaire, puis généralisée. L'étude de la pleurésie purulente chez les enfants tuberculeux, celle du pyopneumothorax, celle de la tuberculose ganglionnaire primitive, de la polyadénite périphérique dans la tuberculose infantile, de la tuberculisation des os du crâne, enfin quelques considérations sur les tubercules cérébraux chez les enfants, telle est la substance de ces leçons intéressantes qui seront lues avec fruit par les élèves et par les praticiens déjà mûrs.

Ils verront que l'œuvre monumentale de Laënnec reste debout tout entière, agrandie par l'œuvre de Villemin et de Koch. L'horizon clinique de l'ancienne phthisie est singulièrement agrandi par la découverte de la contagiosité et du bacille qui la fait ; il est singulièrement modifié aussi par l'étude des tuberculoses locales.

La thérapeutique, il faut le dire, du moins celle de la tuberculose viscérale, attend encore son vaccin ou son spécifique. Depuis l'insuccès retentissant de la tuberculine, de nouvelles médications surgissent tous les jours. A l'hypophosphite de soude, à la créosote, a succédé le gaïacol iodoformé. L'auteur de ces leçons professe à l'égard de ces nouveautés thérapeutiques un certain scepticisme, dont j'accepte en partie la responsabilité, l'ayant, je le confesse, quelque peu suggéré à mes élèves.

Et cependant, comme ces leçons le disent, la tuberculose guérit souvent ou reste stationnaire. Si ce ne sont pas les spécifiques de la pharmacie qui arrêtent son évolution, c'est du moins l'ancienne médecine symptomatique, et avant tout l'hygiène privée et publique qui, dans sa lutte obstinée contre le microbe, lui fermant les portes de l'organisme, arrivera, dans un temps prochain, j'espère, à restreindre, sinon à détruire l'un des plus grands fléaux de l'humanité.

Dr BERNHEIM,

Professeur de clinique médicale
à la Faculté de Nancy.

PREMIÈRE LEÇON

ETIOLOGIE DE LA TUBERCULOSE CHEZ L'ENFANT

SOMMAIRE : Fréquence de la tuberculose dans l'enfance. — Elle n'épargne pas le premier âge. — Réceptivité plus grande de l'enfant prouvée par la tendance qu'affecte chez lui la tuberculose à se généraliser rapidement à la plupart des organes. — Influence de la rougeole, de la coqueluche, de la grippe, de la fièvre typhoïde sur l'éclosion et l'évolution des accidents tuberculeux. — Rôle de la scrofule : sans créer l'immunité contre la phthisie elle ne constitue pas le terrain de choix de la tuberculose viscérale.

MESSIEURS ,

Je n'ai pas l'intention d'aborder avec vous la description détaillée de la tuberculose infantile, je veux seulement appeler votre attention sur quelques traits particuliers de son histoire et insister sur les faits principaux que j'ai eu occasion de vous signaler en passant soit au lit des malades, soit à la salle d'autopsie.

Vous avez pu vous convaincre déjà par les exemples nombreux que vous avez eus sous les yeux que la tuberculose est loin d'être exceptionnelle dans l'enfance; on s'accorde aujourd'hui, après une longue hésitation, à reconnaître sa fréquence et à déplorer ses ravages. M. Landouzy (1) des premiers a poussé le cri d'alarme et non

(1) Mortalité parisienne du premier âge dans ses rapports avec la tuberculose, *Rev. de médecine*, 1888.

1

content d'établir chiffres en main la part énorme revendiquée par l'enfance dans la mortalité générale par tuberculose, il s'est attaché à démontrer que le premier âge n'en était pas exempt et que l'expérimentation et la clinique étaient d'accord pour affirmer la transmission héréditaire directe de la phthisie.

Ici même, à Nancy (1), sur 100 décès d'enfants, 22 sont dus à la tuberculose ; d'après les statistiques officielles, l'enfance fournit à elle seule le quart de la mortalité tuberculeuse annuelle, mais si l'on y regarde de plus près et si on sait faire parler les chiffres, on est conduit bien vite à restituer à la tuberculose beaucoup de décès rangés indûment sous des rubriques différentes et ce n'est plus le quart, mais bien la moitié des décès tuberculeux qui vont appartenir à l'enfance.

Que cette proportion formidable ne vous étonne pas, elle peut être surpassée : les statistiques réunies de Rilliet et Barthez et Papavoine (2) montrent sur 1234 autopsies 722 cas de tuberculose soit environ 58 p. 100 ; il s'agit, il est vrai ici, du milieu parisien et la densité de la population des quartiers pauvres de la capitale, non moins que les infractions aux lois de l'hygiène inséparables de la vie urbaine doit contribuer singulièrement à la dissémination et à la pullulation des bacilles tuberculeux.

(1) Simon. *Fréquence de la tuberculose chez les enfants.* *Rev. méd. de l'Est*, 1891. — *Sur la mortalité des enfants, principalement dans le jeune âge, Rev. méd. de l'Est,* 1892, novembre.

(2) *Traité clinique et pratique des maladies des enfants, 8*e édition, 1891.

Les statistiques étrangères donnent des chiffres plus modérés, mais encore considérables : Schwer (1) sur 1318 autopsies d'enfants relève 255 décès par tuberculose, soit 19,26 p. 100 ; Boltz (2) sur 2576 autopsies faites à Kiel de 1873 à 1889 trouve 424 cas de tuberculose soit seulement 16,45 p. 100.

La fréquence de la tuberculose infantile étant bien établie, à quelle période de l'enfance la voit-on sévir avec le plus de violence ? Rilliet et Barthez estiment que les décès tuberculeux ont leur maximum de 6 à 10 ans 1/2 et que leur nombre va en décroissant d'abord de 11 à 15 ans, puis de 3 à 5 ans, enfin de 1 à 2 ans et demi ce qui fait que de 3 à 10 ans, plus de la moitié des décès d'enfants incombent à la tuberculose. C'est aussi de 5 à 10 ans, d'après les relevés de Boltz que s'observe le plus grand nombre de décès tuberculeux, mais les proportions varient peu aux autres périodes du jeune âge sauf pour les premières semaines de la vie.

Chez les nouveaux-nés en effet, la tuberculose a été considérée jusqu'ici comme très rare : Hervieux (3), sur 996 autopsies d'enfants morts à l'hospice des Enfants-Trouvés de Paris n'a trouvé que 31 tuberculeux dont 10 seulement âgés de moins d'un an. A la crèche de Saint-Pétersbourg, sur 18569 décès, Frœbelius (4) n'a observé que

---

(1) Inaug. dissertation allgemeine medicinische Central Zeitung, n° 6, 1886.
(2) Dissertation inaug., Kiel, 1890.
(3) Cité par Rilliet et Barthez.
(4) *Jahrbuch für Kinderheilkunde*, 1886, t. XXIV.

416 nourrissons tuberculeux, soit 0,4 p. 100. Tout récemment, sur 252 autopsies, M. Hutinel (1) a constaté 8 cas de tuberculose, soit très approximativement 3 cas sur 100.

Déjà, les statistiques de Schwer et de Boltz donnent un pourcentage beaucoup plus élevé ; Landouzy (2) et Queyrat (3) observent la tuberculose chez le tiers des bébés au-dessous de deux ans ; Aviragnet (4), sur 69 enfants morts en 1890 à la crèche de l'hôpital Tenon, trouve à l'autopsie 15 tuberculeux, dont sept âgés de 0 à 1 an ; 8 âgés de moins de deux ans. Nous-même, sur 24 cas de tuberculose observés l'an dernier à cette clinique où les enfants ne sont admis qu'exceptionnellement avant l'âge d'un an, nous relevons six observations relatives à des enfants de moins de deux ans, chez lesquels le diagnostic a été confirmé par l'autopsie.

Pardonnez-moi, Messieurs, ces détails un peu arides et oubliez si vous le voulez les chiffres, pour ne retenir que le fait, à savoir que la tuberculose est extrêmement commune à toutes les périodes de l'enfance et que le premier âge lui-même lui paie un important tribut. A quoi tient cette prédilection de la tuberculose pour l'organisme infantile ? Sans doute l'enfant est exposé à des causes spéciales d'infection qui s'ajoutent à celles qui exercent leur influence sur l'adulte : l'hérédité doit nécessairement

(1) Congrès de la tuberculose, 1891.
(2) Revue de médecine 1886.
(3) Thèse de Paris 1886.
(4) Thèse de Paris 1892.

se faire sentir surtout pendant les premières années de la vie ; l'alimentation lactée, indispensable au premier âge, peut être le vehicule du bacille de Koch à travers les voies digestives ; enfin, beaucoup de maladies de l'enfance sont justement considérées comme prédisposant puissamment à la phthisie ; mais il y a autre chose, c'est que l'organisme de l'enfant offre naturellement une réceptivité toute particulière à l'égard des germes tuberculeux, en d'autres termes, qu'il constitue pour eux un milieu de culture favorable et ce qui le prouve c'est la façon dont se comporte la tuberculose quand elle a pris possession de l'enfant :

Vous vous rappelez cette petite fille de 10 ans atteinte de tuberculose pulmonaire et qui a succombé récemment au n° 9 de la salle 7. L'autopsie a révélé chez elle, non seulement une tuberculisation avancée des sommets des poumons, mais encore une adénopathie caséeuse des ganglions bronchiques et une infiltration miliaire des lobes pulmonaires inférieurs, du foie, de la rate et des reins. Cet autre enfant de 3 ans, couché au n° 11 de la salle 7 bis et atteint de méningite tuberculeuse en apparence primitive, offrait à l'autopsie outre les lésions méningées classiques une tuberculisation du poumon droit et une caséification des ganglions bronchiques.

Ainsi, loin d'être bornée à un seul organe, comme il arrive souvent chez l'adulte, la tuberculose chez l'enfant en envahit ordinairement plusieurs et présente une tendance marquée vers la généralisation. Ce fait, signalé depuis longtemps par Tonnelé et Papavoine, a été surtout mis en relief par Rilliet et Barthez : « Si chez un certain nombre d'enfants un seul organe est tuberculeux, disent-ils, cela n'arrive guère que dans les tuberculoses peu avancées ; la tendance des organes à se tuberculiser est grande chez l'enfant et s'il est vrai que dans bon nombre de cas, deux ou trois organes seulement contiennent des tubercules, on en compte très souvent de quatre à huit et parfois jusqu'à dix, douze et treize qui sont devenus tuberculeux en même temps. »

Or toute infection évolue différemment suivant le terrain sur lequel elle se développe ; dans une même épidémie de variole, tandis que les sujets non vaccinés offrent une éruption plus ou moins confluente qui passe successivement par les phases classiques, le plus souvent, la maladie avorte chez les sujets vaccinés, les papules sont rares et se flétrissent rapidement sans suppurer ; autrement dit, l'infection est intense quand la réceptivité de l'organisme est intacte, elle est atténuée quand cette réceptivité est amoindrie. Il en est de même pour la tuberculose, si elle se localise chez l'adulte et tend au contraire à se généraliser chez l'enfant, c'est que le premier lui est *relativement* réfractaire tandis que le second lui offre un milieu de culture plus favorable et mieux approprié.

Cette réceptivité de l'enfance à l'égard du bacille tuberculeux est encore accrue, comme je vous l'ai dit déjà, par le fait de certaines maladies particulières sinon exclusives au jeune âge et dont on s'accorde à reconnaître l'influence. Depuis qu'Hoffmann a signalé la fréquence de la tuberculose à la suite de la rougeole, l'action tuberculisante de celle-ci est admise par tous les auteurs. Par contre, ainsi que le font observer Rilliet et Barthez il est fort délicat de dire expressément dans quelle proportion la rougeole est suivie de tuberculose, car d'abord « il n'est pas toujours possible d'affirmer qu'un enfant prenant la rougeole dans un état de santé irréprochable, à ce qu'il semble, n'est pas déjà tuberculeux... d'autre part beaucoup de rubéoleux ont quitté l'hôpital entièrement guéris, qui plus tard ont pu devenir tuberculeux, attendu que nous ignorons la durée de l'incubation de la tuberculose morbilleuse ».

Pour nous, sur 24 cas de tuberculose observés au service, nous avons relevé 16 fois l'existence antérieure d'une rougeole, mais si cette constatation a peu d'importance par elle-même, puisque cette pyrexie n'épargne presque personne, il est plusieurs de ces faits où la relation entre les deux affections a été trop évidente pour pouvoir être contestée :

Une fillette de 3 ans née de parents sains et bien portante elle-même habituellement, contracte la rougeole le 14 novembre 1891 ; depuis elle continue à tousser, elle est oppressée, la fièvre est vive, l'amaigrissement fait des progrès. Elle entre à l'hôpital le 14 janvier suivant et l'on constate une température oscillant entre 37,5 et 39, une dyspnée très vive, des sibilances dans toute l'étendue des poumons, des bouffées de râles sous-crépitants dans les deux bases et en avant sous les clavicules. L'autopsie faite le 31 janvier montre une granulose miliaire des poumons, du foie, de la rate, et une tuberculisation des ganglions bronchiques dont l'un même a subi la dégénérescence caséeuse.

Dans le cas suivant, l'évolution a été plus rapide encore.

Il s'agit d'un enfant de 3 ans 1/2, bien portant et n'ayant jamais été malade qui est pris le 8 juin 1892 d'une éruption de rougeole qui évolue suivant le mode ordinaire ; mais la fièvre et la toux persistent, l'appétit fait défaut et l'enfant entre à l'hôpital le 18 juin, 10 jours après le début de l'affection. A ce moment, on note une desquammation furfuracée de la peau, une tuméfaction considérable des ganglions cervicaux sans lésions de l'arrière-gorge, un état de stupeur avec fuliginosités de la langue et des lèvres, une respiration soufflée au sommet droit, du souffle et des râles sous-crépitants au-dessous de l'angle de l'omoplate du côté gauche. La mort survient le 20 juin et à l'autopsie on constate un noyau tuberculeux à l'extrémité antérieure et supérieure du poumon droit, plusieurs noyaux semblables dans le lobe inférieur gauche, une infiltration tuberculeuse des ganglions sous-maxillaires.

Je ne veux pas multiplier ces exemples, cependant je tiens à vous citer encore un fait où la tuberculose post rubéolique a évolué d'une façon moins aigüe et plus insidieuse avec une localisation initiale différente.

Une petite fille de 4 ans contracte la rougeole au mois d'août 1890 ; depuis, elle maigrit, perd l'appétit, se plaint fréquemment de douleurs abdominales, présente de la diarrhée par intervalles ; la maladie s'aggravant et s'étant compliquée de toux et de dyspnée, l'enfant entre à l'hôpital où l'on constate les symptômes d'une tuberculose pulmonaire et abdominale et succombe le 3 avril 1891, 8 mois environ après le début de la rougeole. L'autopsie montre, outre une infiltration tuberculeuse miliaire récente des poumons, de la plèvre, de la rate et des reins, une caséification des ganglions mésentériques, des ulcérations tuberculeuses intestinales, une tuberculisation des ganglions bronchiques et une grosse masse tuberculeuse dans le lobe inférieur du poumon droit.

Ainsi la tuberculose peut succéder immédiatement à la rougeole ; ou bien elle affecte une allure aiguë ; la fièvre redouble, la dyspnée, la toux et l'amaigrissement s'accentuent et la mort survient au bout d'un délai assez court ; l'autopsie révèle alors les lésions d'une granulie ; ou bien l'évolution est plus lente, la fièvre qui avait d'abord cessé se rallume, le malade tousse ou bien il a de la diarrhée et s'amaigrit, les signes d'une phthisie commune, pulmonaire ou abdominale, apparaissent et le malade succombe après plusieurs mois, montrant à l'autopsie outre des lésions récentes, les signes d'une tuberculose chronique comme dans l'observation que je viens de résumer devant vous.

L'action phthisiogène de la coqueluche est non moins bien démontrée : Vous avez pu observer ici même l'an dernier une petite fille de 7 ans qui après avoir présenté une coqueluche légitime pour laquelle elle fut traitée au pavillon des contagieux, continua ensuite à tousser ; elle s'amaigrit, la fièvre s'alluma et elle vint mourir dans nos salles avec une tuberculose chronique généralisée.

L'influence de la grippe et de la fièvre typhoïde est plus contestée. Rilliet et Barthez ne disent rien de la première et ils affirment que la tuberculose est très rare à la suite de la dothientérie. Nous avons cependant observé deux faits où la tuberculose a paru succéder nettement à l'influenza et à la fièvre typhoïde ; s'ils ne suffisent pas pour entraîner la conviction, ils méritent pourtant d'être mentionnés à titre de documents.

Dans le premier cas, il s'agit d'une jeune fille de 14 ans qui, après une atteinte de grippe épidémique se mit à tousser et peu à peu s'amaigrit et se plaignit de sueurs nocturnes, de points névralgiques, de palpitations ; dix mois plus tard elle mourait à l'hôpital avec tous les signes d'une tuberculose pulmonaire chronique. La seconde observation a trait à une fillette de 10 ans qui fut traitée dans le service au mois de février 1892 pour une fièvre typhoïde qui dura environ un mois ; une rechute survint au mois de mai et depuis cette époque l'enfant perdit son appétit et ses forces; elle commença à maigrir et à tousser, enfin elle entra à l'hôpital en décembre et succomba à une phthisie pulmonaire.

Sans insister sur ces deux dernières observations, nous pouvons conclure que certaines maladies du jeune âge, notamment la rougeole et la coqueluche, ont une influence manifeste sur le développement des tubercules. Est-ce en raison des lésions bronchiques qui les accompagnent et qui facilitent la pénétration des bacilles de l'air ambiant, grâce à la desquammation du revêtement épithiélial de la muqueuse ? Non sans doute, car la plupart des phlegmasies de l'appareil respiratoire, la bronchite aiguë simple, la bronchite chronique, la pneumonie fibrineuse, sont rarement suivis de tuberculose, quelles que soient l'intensité et l'étendue des lésions broncho-pulmonaires. Faut-il y voir simplement le résultat d'une débilitation organique banale? Pas davantage, car la tuberculose peut succéder aussi bien à la rougeole la plus bénigne qu'à une rougeole sévère. Il est probable qu'il y a là plutôt une modification inconnue dans son essence de l'organisme infantile, qui devient plus apte à l'ensemencement et à la multiplication des bacilles tuberculeux ; ou plutôt que l'infection bacillaire dans les faits analogues à ceux que nous avons relatés est antérieure à l'invasion de la rougeole et de la coqueluche, encore qu'elle n'ait pu être diagnostiquée, et que l'influence de ces affections se borne à hâter l'évolution des foyers tuberculeux latents jusque là, par leur action spécifique sur l'ensemble de l'économie. Il y aurait là quelque chose d'analogue à ce qui se produit après les injections de lymphe de Koch, qui déterminent chez les sujets porteurs de lésions tuberculeuses une réaction fébrile générale en même temps qu'elle amène une exaspération passagère quelquefois, durable souvent, des phénomènes locaux.

Nous n'en avons pas fini, Messieurs, avec l'étude des maladies de l'enfance considérées au point de vue de leur influence sur la réceptivité tuberculeuse, il nous reste à parler d'une affection fréquente dans le jeune âge et dont les rapports de causalité avec la phthisie ont été jusqu'ici diversement appréciés : la scrofule constitue-

t-elle vraiment le terrain de prédilection du bacille tuberculeux ; est-il vrai, ainsi qu'on l'admet ordinairement, que
tout scrofuleux soit un candidat à la phthisie et que tout
sujet porteur de lésions scrofuleuses soit constamment
sous la menace d'une infection plus profonde ? c'est ce que
nous essaierons d'éclaircir à la lumière de la clinique.

Mais, auparavant, il faut nous entendre sur la signification du terme de scrofule ; il reste peu de chose aujour-
d'hui du tableau tracé autrefois par Bazin ; l'anatomie
pathologique, la bactériologie et l'expérimentation en ont
distrait un grand nombre d'affections qui appartiennent en
réalité à la tuberculose : le lupus, les tumeurs blanches,
les caries osseuses, les adénopathies scrofuleuses primitives, les gommes scrofuleuses du tissu cellulaire sous-
cutané, sont considérées aujourd'hui comme des lésions
tuberculeuses et le problème se réduit en somme à ceci :
un malade affecté d'une tuberculose locale a t-il ou non
toutes les chances de mourir d'une tuberculisation viscérale ?

Or Coulon (1), sur 130 enfants scrofuleux, n'a observé
que 3 phthisiques, nous même sur 8 cas de lupus tuberculeux traités depuis 2 ans à la Maison départementale de
secours, nous n'avons relevé qu'un seul cas de tuberculose pulmonaire, survenu d'ailleurs dans des circonstances
particulières qu'il est nécessaire de mentionner :

Il s'agit d'un enfant de 13 ans, atteint d'un lupus des
lèvres et du nez, qui fut opéré par mon collègue M. Vau-

(1) V. Grancher et Hutinel. *Dict. encyclop. des Sc. Médicales.*
Art. Phthisie.

trin, et qui fut pris, 4 mois après, d'hémoptysies graves et répétées à la suite desquelles on constata une infiltration tuberculeuse du poumon gauche. Actuellement, la fièvre est tombée, mais les signes physiques persistent au même degré et l'état général reste médiocre ; en un mot, la tuberculose est stationnaire. Bien que parmi nos malades, aucun autre de ceux qui ont été l'objet d'une opération sanglante n'ait présenté des accidents semblables, nous nous croyons autorisé à admettre qu'il y a eu là une auto-inoculation consécutive à l'intervention chirurgicale : Depuis longtemps M. Besnier a renoncé, dans le traite-' ment du lupus, aux scarifications et au raclage et leur a substitué la galvano-caustique à laquelle il reconnait l'avantage d'éviter l'ouverture des vaisseaux sanguins et lymphatiques et par conséquent la pénétration du bacille tuberculeux dans le torrent circulatoire.

En dehors de ces cas de lupus dont, je le repète, un seul a présenté accidentellement une tuberculisation pulmonaire, nous avons observé 11 enfants atteints d'osteites tuberculeuses, d'écrouelles, de gommes scrofuleuses du tissu cellulaire ; aucun n'a présenté d'accidents viscéraux quelle qu'ait été l'intensité et la multiplicité des lésions dont il était porteur. Vous vous rappelez sans doute ce petit garçon de 7 ans que je vous ai présenté déjà à plusieurs reprises comme un type de scrofule et chez lequel nous avons constaté successivement depuis 5 ans des ostéo-périostites tuberculeuses des os malaires, du maxillaire inférieur, de l'extrémité inférieure des humerus, de la tête des radius et des cubitus, des métacarpiens des deux mains, sans

parler de nombreuses gommes du tissu cellulaire sous-
cutané : tout cela a guéri sans autre intervention que
l'extraction de quelques fragments osseux nécrosés ; il ne
subsiste plus qu'une ulcération fongueuse de la face
dorsale de la main droite et malgré toutes ces lésions, la
respiration est normale, l'appareil digestif est intact, le
malade est scrofuleux mais il n'est pas tuberculeux.

Restent quatre cas de mal de Pott ; deux ont succombé à
une tuberculose pulmonaire au bout de 6 et de 9 ans ; la
troisième, une petite fille de six ans, est actuellement
traitée au service, elle présente une tuberculisation des
os du crâne et on constate chez elle les signes d'une
phthisie pulmonaire à évolution lente et apyrétique ; la
quatrième est très bien portante et ne présente aucun
symptome de tuberculose pulmonaire.

On pourrait se demander si dans le mal de Pott d'autres
facteurs, tels que le séjour prolongé et l'immobilisation
dans les salles d'hôpital ne contribuent pas pour une part
à la déchéance de l'organisme et à la généralisation du
foyer tuberculeux primitif, mais nous ne voulons pas
chicaner sur les faits et le résultat de nos observations
prises en bloc est le suivant, c'est que sur 21 cas de
lésions tuberculeuses locales, graves pour la plupart, 4
fois seulement nous avons constaté une tuberculose viscérale, soit une proportion de 19 0/0, moins d'un cinquième
des cas. Inversement sur nos 24 cas de tuberculisation
viscérale, une seule fois nous avons relevé des antécédents scrofuleux ; donc si d'une part les tuberculeux ne
sont pas d'anciens scrofuleux, si d'autre part le cinquième

seulement des scrofuleux est appelé à devenir tuberculeux, si enfin comme nous l'avons fait remarquer, la phthisie des scrofuleux affecte d'ordinaire une évolution particulièrement lente et chronique, on doit nécessairement penser que la scrofule n'est pas précisément le terrain de prédilection de la phthisie et sans admettre avec Marfan (1) qu'un sujet porteur d'un lupus ou d'écrouelles bien guéris est à l'abri de la tuberculose pulmonaire, nous croyons que les scrofuleux au lieu d'être prédestinés à mourir phthisiques, offrent au contraire une assez grande résistance à la généralisation des bacilles tuberculeux.

En résumé, Messieurs, la tuberculose est fréquente à toutes les périodes de l'enfance et cette fréquence est due pour une part à ce que, plus que l'organisme adulte, l'organisme jeune, est apte à la culture du bacille tuberculeux. Certaines maladies de l'enfance telles que la rougeole et la coqueluche augmentent la réceptivité de l'enfant à l'égard de la tuberculose ou tout au moins accélèrent l'évolution des tuberculoses latentes ; quant à la scrofule, sans conférer l'immunité contre la phthisie, elle semble constituer un terrain relativement défavorable à la germination du bacille de Koch ; encore qu'un certain nombre de scrofuleux meurent phthisiques, la phthisie n'est pas l'aboutissant fatal de la scrofule pas plus que celle-ci n'est le prélude obligé de la phthisie.

(1) *Arch. gén. de médecine*, 1886.

DEUXIÈME LEÇON

ÉTIOLOGIE DE LA TUBERCULOSE CHEZ L'ENFANT

(Suite).

SOMMAIRE: Hérédité de la phthisie. — Preuves de l'infection congénitale par voie placentaire. — L'hérédité paternelle n'est pas démontrée. — Rareté de l'hérédo-contagion. — Le plus souvent l'influence héréditaire se borne à une réceptivité, une prédisposition. — Portes d'entrée de la contagion.

MESSIEURS,

L'hérédité et la contagion sont incontestablement les causes principales de la tuberculose infantile; c'est à dessein que nous les étudierons ensemble et que nous chercherons à dégager le rôle qui appartient à chacune, problème complexe s'il en fût, car il est souvent bien difficile de reconnaître si le germe tuberculeux a été directement déposé dans l'organisme pendant la vie fœtale ou s'il y a pénétré accidentellement et s'y est développé grâce à la prédisposition du sujet, fâcheux héritage de la tuberculose des parents.

Constatée déjà par Hippocrate, l'hérédité de la phthisie est un fait universellement admis, toutefois sa fréquence a été très diversement appréciée : tandis que Rilliet et Barthez déclarent ne l'avoir observée que dans le septième des cas, Leudet, de Rouen (1), a constaté que sur 214

(1) *Traité de médecine.* Art. Phthisie. Marfan, p. 581.

familles de phthisiques, 108 présentaient des antécédents tuberculeux indiscutables. Si modeste que soit encore notre statistique personnelle, elle repose sur des faits recueillis avec soin à la clinique et elle se rapproche sensiblement des chiffres fournis par Leudet : sur 29 cas de tuberculoses diverses, 17 fois les parents étaient absolument sains, 12 fois ils étaient morts de phthisie ou présentaient des accidents bacillaires actuels, à savoir le père seul 5 fois, la mère seule 5 fois, le père et la mère en même temps deux fois, soit une proportion moyenne de 44 p. 100 des cas. L'hérédité n'est donc pas niable, bien qu'elle ne soit pas obligée.

Maintenant, en quoi consiste l'influence héréditaire ? Est-ce une simple prédisposition qu'elle crée, ou bien s'agit-il d'une véritable contagion *ante-partum*, d'une transmission directe à travers le placenta, du bacille tuberculeux, de la mère au fœtus ?

Baumgarten (1) n'hésite pas à admettre que la contagion héréditaire est la règle ; la tuberculose peut d'ailleurs rester latente plus ou moins longtemps, les germes recélés par le terrain fœtal dans la profondeur de ses tissus y demeurant à l'état larvaire jusqu'à ce que des modifications se produisent dans l'organisme, qui affaiblissent sa résistance et augmentent sa vulnérabilité.

M. Landouzy (2) est moins absolu ; pour lui, la possi-

____

(1) Ueber latent Tuberculose (*Volksmann's Sammlung*, 1880, no 21, *et Zeitschrift fur Klin. médiz.*, 1883, t. 1, p. 71).
(2) Congrès de la tuberculose, 1891.

2

bilité de là tuberculose congénitale n'est pas douteuse, mais l'hérédité constitue surtout un état diathésique qui fait que les enfants nés de parents tuberculeux sont eux-mêmes des candidats à la tuberculose.

Sans insister sur les expériences de Koubassof (1) qui prétend avoir démontré par des colorations, le passage direct des bacilles, de la mère au fœtus, il existe des obser-vations positives de tuberculose congénitale ; les faits abondent surtout dans les espèces animales. Adam (2), d'Augbourg, puis Chauveau (3), en ont signalé des exemples. Bang (4), au premier congrès de la tuberculose, a insisté sur la fréquence extrême de la tuberculose héré-ditaire directe chez les animaux. Les faits de Johne (5), de Malvoz et Bouwier (6), nous paraissent surtout très démons-tratifs. Dans ce dernier, il s'agit d'un fœtus de 8 mois trouvé dans la matrice d'une vache pleine, atteinte d'une tuberculose généralisée et chez lequel il existait une tuber-culisation des ganglions du hile du foie et de la bifurca-tion des bronches, ainsi que des granulations tubercu-leuses hépatiques. Ces dernières, examinées au micros-cope, étaient formées entièrement par des follicules dits tuberculeux, avec nombreuses cellules géantes à noyaux disposés à la périphérie de l'élément et nécrose de coagu-

---

(1) *Compte-rendus de l'Académie des sciences*, t. C., p. 392, t. CI, p. 451.
(2) Magasin für die Gesammte Thierkeils kunde, 1887.
(3) In. Damaschino. *Th. d'agregat.*, 1872, p. 37.
(4) Congr. de la tuberculose, 1888.
(5) *Th. de Queyrat*, Paris, 1886.
(6) *Annales de l'institut Pasteur*, 1889.

lation au centre. Les bacilles colorés par la méthode d'Hermann se montraient au nombre de cinq ou six dans certaines cellules géantes, d'autres bacilles semblables étaient disséminés dans le tissu de granulation lui-même. Les coupes de ganglions surtout, mettaient mieux encore en évidence la nature tuberculeuse des lésions ; on y trouvait des cellules géantes contenant une quantité énorme de bacilles de Koch, disposés en couronne à la périphérie, d'autres étaient disséminés partout au sein des follicules tuberculeux.

Plus récemment encore, Coskor a présenté à la Société impériale royale de Vienne l'histoire d'une vache tuberculeuse dont le fœtus présentait dans l'épaisseur du ligament hépato-duodénal six ganglions lymphatiques très tuméfiés, sur le coupe desquels on distinguait des foyers caséeux et calcifiés. A la périphérie de ces ganglions, les vaisseaux lymphatiques superficiels étaient le siège de nombreux tubercules contenant des cellules géantes, épithélioïdes et rondes, ainsi que de nombreux bacilles (1).

Chez l'homme, l'anatomie pathologique, l'expérimentation et la clinique s'accordent à établir la réalité de la transmission directe de la tuberculose de la mère au fœtus.

Jacobi (2), le premier, a observé chez un fœtus né au

(1) *Bulletin médical*, 1891, n° 8. Consulter pour des faits analogues Staicovici. Thèse de Paris, 1892.
(2) Congrès de la tuberculose, 1891 (l'observation date de 1861).

7e móis, d'une mère morte phthisique trois semaines après son accouchement, un grand nombre de granulations tuberculeuses miilaires à la surface du foie, dans le péritoine hépatique, dans la rate et dans la plèvre pulmonaire droite. Charrin (1) et Merkel (?) ont publié des faits semblables d'une valeur indiscutable au point de vue de l'infection placentaire. Berti (3) relate l'histoire d'une petite fille née à terme d'une mère phthisique, qui succomba le 9e jour après sa naissance et à l'autopsie de laquelle il trouva deux cavernules pulmonaires que l'examen histologique montra être de nature tuberculeuse ; l'origine intra-utérine de ces lésions ressort évidemment de leur ancienneté même.

A côté de ces faits où la tuberculose est manifeste, il en est d'autres où l'examen microscopique ne révèle aucune lésion et où cependant on peut démontrer l'existence de l'infection bacillaire congénitale à l'aide du microscope ou par la méthode expérimentale. Landouzy et H. Martin (4) ont obtenu une tuberculose très nette chez des cobayes en leur inoculant des fragments de placenta de femmes phthisiques ou des parties d'organes de fœtus provenant de femmes tuberculeuses ; ces fœtus ne présentaient d'ailleurs aucune lésion apparente. Armani (5) relate une expérience semblable également suivie de succès, M. A. Herrgott (6) signale la virulence tuberculeuse du liquide

(1) *Lyon médical*, 1873.
(2) Cité par Ollendorf. *Zeilschrift für Klin. mediz.*, 1884.
(3) *Bull, des Sc. méd. de Bologne*, 188?.
(4) *Revue de médecine*, 1883.
(5) *Mercredi méd.*, 1890.
(6) *Tuberculose et gestation. Rev. méd. de l'Est*, 1891.

amniotique d'une femme phthisique, mais les faits les plus complets au point de vue qui nous occupe sont ceux de Birch Hirschfeld et Schmorl (1) et d'Aviragnet (2). Les premiers ont observé une femme enceinte de 7 mois qui succomba à une tuberculose diffuse ; le fœtus extrait immédiatement par l'opération césarienne ne montra à l'œil nu aucune lésion à l'autopsie ; le sang de la veine ombilicale renfermait des bacilles tuberculeux en petit nombre ; le foie, la rate et les reins n'en contenaient aucun et cependant des cobayes inoculés avec des fragments de ces organes moururent tuberculeux. Le placenta de la mère présentait des lésions tuberculeuses avec des bacilles de Koch. Dans le cas d'Aviragnet, le fœtus était également sain en apparence, les organes ne contenaient pas de bacilles tuberculeux ; des inoculations faites à des cobayes avec le placenta et les organes du fœtus donnèrent néanmoins des résultats positifs.

Enfin parmi les observations de tuberculose du jeune âge, il en est un certain nombre où l'on peut sans témérité admettre une infection congénitale. A quel criterium peut-on la reconnaître ? Le sang de la veine ombilicale se dirige en grande partie vers le foie, une faible partie va par le conduit veineux d'Arantius à la veine cave inférieure et à l'oreillette droite, il traverse le trou de Botal pour gagner le cœur gauche et l'aorte ; le poumon fœtal ne reçoit qu'une faible partie de ce sang. Donc c'est dans le

(1) *Beitrage zur path. Anatomie und zur allg. Pathologie,* 1891, p. 429.
(2) Thèse de Paris, 1892.

foie qu'il faut chercher de préférence la tuberculose congénitale d'origine placentaire (1).

Le fait de Sabouraud (2) bien qu'incomplet au point de vue de l'autopsie, paraît remplir ces conditions : il s'agit d'une petite fille dont la mère était tuberculeuse et succomba deux mois après l'accouchement; l'enfant d'abord bien portante fut prise le neuvième jour après sa naissance de diarrhée, puis de cyanose, des râles fins apparurent dans les poumons et la mort survint le onzième jour. Le foie et la rate étaient criblés de milliers de granulations tuberculeuses au sein desquelles il existait une quantité innombrable de bacilles.

M. Landouzy (3) de son côté a observé chez des enfants ayant succombé à une broncho-pneumonie en apparence banale, une tuberculisation intense du foie et des tubercules de la rate et des reins; Birch-Hirschfeld signale chez des enfants athrepsiques tuberculeux des lésions très discrètes des poumons à côté d'une tuberculose considérable du foie, sans lésions de l'intestin ni des ganglions : dans tous ces cas les germes tuberculeux semblent avoir été apportés par la veine ombilicale.

Peut-on, avec Baumgarten, admettre une infection congénitale dans les cas où la tuberculose au lieu d'être précoce comme dans les cas précédents ne se manifeste qu'au bout d'un temps plus éloigné, par exemple dans le cours de la

(1) Firket. Etude sur les conditions anatomiques de l'hérédité de la tuberculose. *Revue de médecine*, 1887.
(2) Société de biologie, décembre 1891.
(3) *Revue de médecine*, 1887. *De la fréquence de la tuberculose du premier âge.*

première et de la seconde année? Certains faits tendent à
le faire supposer. Nous avons observé tout récemment, à
la clinique, une petite fille de deux ans, issue de parents
tuberculeux tous deux, qui bien portante en apparence,
jusqu'à l'âge de 22 mois, commença alors à tousser et à
maigrir et présenta du météorisme et une diarrhée intermittente. L'autopsie montra l'intégrité parfaite du tube
digestif et une infiltration discrète et récente des poumons,
des ganglions mésentériques et bronchiques, par contre
la rate était le siège de tubercules confluents jaunâtres, le
foie augmenté de volume présentait à côté de granulations
miliaires, des tubercules plus volumineux et anciens,
enfin les ganglions du hile du foie considérablement tuméfiés étaient caséeux et ramollis. Ces lésions certainement primitives du foie et de la rate, en l'absence de
lésions tuberculeuses intestinales, plaident vivement en
faveur d'une infection par la voie placentaire.

Ainsi la graine tuberculeuse peut être transmise directement au fœtus par l'intermédiaire du placenta; l'hérédité
maternelle directe est un fait acquis. En est-il de même
de l'hérédité paternelle : le père tuberculeux peut-il con-
tagionner directement le fœtus tout en respectant la
mère? Rien n'est moins démontré. Sans doute Landouzy
et Martin (1) déclarent avoir obtenu une tuberculose expérimentale en inoculant à des cobayes du sperme de
phthisiques, sans doute Curt Jani (2), Niepse (3), Foa (4),

(1) *Revue de médecine*, 1883.
(2) *Arch. de Wirchow*, B^d CIII, p. 522, 1886.
(3) *De la contagion et de la transmissibilité de la tuberculose*, Grenoble, 1886.
(4) *Gazetta degli ospitali*, 1892.

prétendent avoir trouvé des bacilles tuberculeux dans les canalicules seminifères de tuberculeux vulgaires indemnes de toute localisation génito-urinaire. Mais outre qu'il n'est nullement prouvé qu'un ovule ayant reçu un spermatozoide porteur d'un bacille tuberculeux soit capable de suivre son évolution normale, l'hérédité tuberculeuse paternelle ne peut être établie que par l'expérimentation directe : si on réussissait dit Curt Jani, à engendrer des petits tuberculeux après injection de sperme frais de lapin tuberculeux dans le vagin d'une lapine, alors l'hérédité tuberculeuse de l'homme serait plus que probable, mais aussi longtemps que cette preuve ne sera pas faite, on devra s'abstenir de toute autre hypothèse.

Quant aux faits cliniques qui ont été apportés en faveur de l'hérédité paternelle (1), ils ne sont pas à l'abri de la critique ; ils prouvent simplement la vulnérabilité plus grande des enfants nés de pères phthisiques et la faible résistance qu'ils opposent à l'invasion des germes tuberculeux.

En effet, l'hérédité de la graine n'est pas la seule ; si dans certains cas, l'enfant hérite directement du bacille tuberculeux lui-même, le plus souvent, ses parents ne lui lèguent qu'un terrain propre à la germination des bacilles de Koch, qu'une aptitude spéciale à contracter la phthisie, une hérédo-prédisposition.

Les statistiques prouvent que la tuberculose des enfants augmente de fréquence avec l'âge : Leroux (2) sur

(1) *Rev. de médecine*, 1883 et Congrès de la tuberculose, 1887.
(2) Verneuil, *Etudes sur la tuberculose*, t. III.

219 cas de tuberculose n'en trouve que 23 chez des enfants âgés de moins de trois mois ; Hutinel (1) constate que la proportion des décès d'enfants par tuberculose augmente rapidement à partir de la première année; pour Rilliet et Barthez le maximum des décès tuberculeux dans l'enfance s'observe de 6 à 10 ans 1/2 ; pour Boltz la tuberculose infantile est surtout fréquente de 5 à 10 ans.

D'autre part, Max Wolf (2) a signalé l'absence de tubercules chez des lapins issus de mères tuberculeuses, Koch (3) n'a jamais vu les femelles tuberculeuses de cobayes mettre bas des petits tuberculeux.

Heller (4), Weichselbaum (5), Curt Jani (6) examinant les organes de fœtus de femmes tuberculeuses n'y ont jamais constaté la présence des bacilles caractéristiques.

Enfin les inoculations expérimentales d'organes de fœtus ou de placenta de femmes ou de femelles d'animaux tuberculeux ont donné des résultats uniformément négatifs à Leyden (7), Nocard (8), Grancher et Strauss (9), Sanchez Toledo (10), Cornet (11), Galtier (12), Hutinel (13) et Vignal (14).

(1) Congrès de la tuberculose, 1891.
(2) *Wirchow's, Arch.,* 1887.
(3) *Mittheil. am die klin. gesundheilsamte,* B^d II.
(4) Cong. des Sc. méd. de Copenhague, 1884.
(5) Cité par Heller.
(6) *Wirchow's, Arch.* 1886.
(7) *Zeitschrift fur kl. med.* 1884.
(8) Cité par Sanchez Toledo.
(9) A. de méd. exp. 1889.
(10) A. de méd. expérim. 1889.
(11) Congrès de Berlin, 1890.
(12) Cong. de la tub. 1891.
(13 et 14) *Ibid.*

Tous ces faits, sans infirmer les observations positives que je vous ai citées tout à l'heure, montrent que la transmission directe de la tuberculose par voie placentaire, loin d'être la règle, ne constitue qu'une exception ; elle suppose d'ailleurs une infection bacillaire du sang chez la mère et, comme l'a fort bien prouvé Firket, les signes anatomiques de cette infection font défaut dans plus de la moitié des cas de tuberculose pulmonaire chronique.

Les faits cliniques plaident de leur côté en faveur de la rareté de la tuberculose congénitale. Cornet remarque que les enfants nés de parents tuberculeux et élevés au loin dans les orphelinats deviennent rarement phthisiques ; d'après Hutinel, deux enquêtes successives faites par les soins de l'Assistance Publique pour établir les conséquences de la dissemination dans les campagnes des enfants assistés, n'ont signalé parmi ceux-ci qu'un nombre infime de tuberculeux, à peine une vingtaine de cas sur 18,000 enfants. Quel que soit le nombre de ceux qui ont pu échapper à l'enquête, il n'en résulte pas moins que la tuberculose peut-être considérée comme rare chez ces enfants, issus pourtant en grand nombre de souche tuberculeuse.

D'autre part, la tuberculose congénitale n'affecte pas spécialement le poumon et ce fait que l'appareil respiratoire est le plus souvent le siège de la tuberculose primitive, paraît prouver que la phthisie pulmonaire n'est pas due ordinairement à une infection par le sang venu du placenta (1). Or tout récemment, Northrup analysant 125

(1) Firket, *Loc. cit.*

cas de tuberculose infantile a cherché à en déterminer le
foyer primitif et est arrivé à cette conclusion que la localisation la plus précoce de la bacillose a pour siège les
ganglions bronchiques. Nous même sur 22 cas où nous
nous sommes livré à la même recherche, nous avons
trouvé les lésions tuberculeuses les plus anciennes, 15 fois
dans les poumons et les ganglions bronchiques, 5 fois
simultanément dans ces organes, dans l'intestin et les
ganglions mésentériques, une fois seulement dans le foie
et la rate.

Enfin, quand dans une famille la phthisie frappe plusieurs générations, non plus seulement dans le jeune âge,
mais aux diverses périodes de la vie, il ne peut plus être
question d'une infection congénitale et on est contraint de
se ranger à l'idée d'une simple hérédité de terrain, d'une
prédisposition à la tuberculose transmise par les ascen-
dants. Les faits de ce genre, bien observés, sont peu
communs ; aussi les exemples suivants, qui me sont personnels, me paraissent-ils dignes d'intérêt.

I

X... appartient à une famille indemne de tuberculose.
Marié à une femme également bien portante, sans aucun

(2) New-Nork, *Méd. Journ.* 1891, 21 février.

antécédent tuberculeux. Morts tous deux à un âge très avancé. Ont eu quatre enfants :

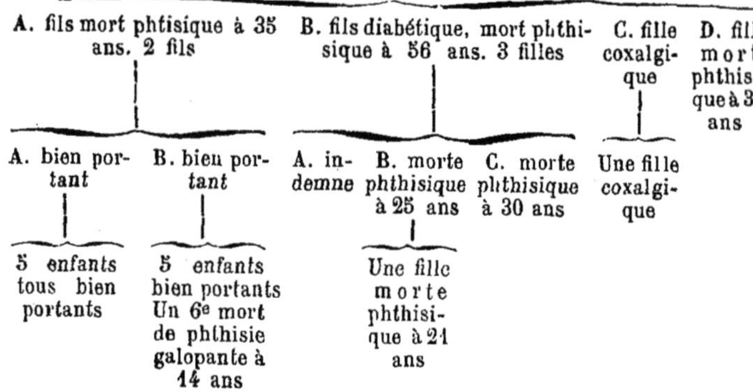

II

Y... et sa femme, de familles saines et vigoureuses. Morts à 80 et 75 ans. Aucun symptôme d'affection tuberculeuse. 4 enfants :

Voilà donc deux faits où la phthisie apparaît soudainement dans une famille exempte jusque-là de toute tare tuberculeuse, elle frappe à la fois tous les membres d'une même génération, comme s'ils avaient hérité d'une prédisposition commune ; la génération suivante qui, dans l'hypothèse de l'heredité directe devrait être particulièrement atteinte, est au contraire en partie épargnée et fait souche de nombreux enfants parmi lesquels la réceptivité tuberculeuse transmise ne s'accuse plus que par des cas isolés et accidentels.

En résumé, Messieurs, l'enfant peut naître tuberculeux grâce à une infection directe par la voie placentaire, mais c'est l'exception ; le plus souvent, il n'apporte en naissant qu'une prédisposition, une réceptivité plus grande à l'égard des bacilles tuberculeux : il est tuberculisable, mais non tuberculisé.

Pour le devenir, il lui manque encore le germe destiné à ensemencer ce terrain si bien préparé : ces germes abondent autour de lui ; reste à savoir par quelle porte ils vont pénétrer dans l'organisme pour s'arrêter au sein des tissus. Ici nous rentrons dans l'histoire générale de la contagion tuberculeuse, et nous ne voulons retenir que les faits spéciaux à la tuberculose du jeune âge. H. Martin, Bang, Coskor, Hirchberger et beaucoup d'autres ont montré que le lait des vaches phthisiques était souvent virulent et d'autre part la fréquence de la tuberculose abdominale chez l'enfant est un argument en faveur de ce mode d'infection. Cependant, le fait que les foyers tuberculeux primitifs siègent le plus ordinairement au niveau des poumons et des ganglions bronchiques, prouve que c'est surtout par les voies respiratoires que la contagion se produit ; les bacilles tuberculeux contenus dans les poussières des logements occupés par les phthisiques, pénètrent dans les voies aériennes et s'arrêtent soit dans les poumons, soit dans les ganglions bronchiques et là, tantôt ils évoluent plus ou moins rapidement entraînant des lésions graves bientôt incompatibles avec la vie, tantôt au contraire ils restent silencieux sans éveiller aucune réaction générale ou locale, attendant en quelque sorte le moment favorable pour verser dans la circulation des torrents de bacilles et déterminer par auto-infection une granulie dont la cause immédiate ne sera, le plus souvent, reconnue qu'à l'autopsie, c'est du moins ce que j'essaierai de vous démontrer prochainement.

TROISIÈME LEÇON

ÉTIOLOGIE DE LA TUBERCULISATION DES MÉNINGES CHEZ L'ENFANT ; ROLE DE L'INFECTION SECONDAIRE

Sommaire : Théorie de Bühl. — Opinions de Friedlaender, d'Orth, de Rieder, de Kelsch. — Faits établissant la presque constance de lésions caséeuses anciennes chez les enfants morts de tuberculisation méningée. — Ces lésions occupent le plus souvent les ganglions bronchiques. — Expériences prouvant la conservation de leurs propriétés virulentes. — Voies de propagation des bacilles tuberculeux jusqu'aux méninges. — Y a-t-il des méningites tuberculeuses primitives ?

Messieurs,

Nous avons fait ensemble tout récemment l'autopsie de deux enfants morts de méningite tuberculeuse dans nos salles et je saisis cette occasion d'étudier avec vous les causes prochaines de cette redoutable affection et de chercher à en élucider le mécanisme.

Le premier de nos malades était un enfant de seize mois, de souche tuberculeuse mais bien constitué et bien portant d'ordinaire, qui fut pris vers le mois de mai de l'année dernière, d'une toux opiniâtre qui persista jusqu'au commencement de février ; à ce moment, l'enfant perdit l'appétit, une diarrhée légère survint à laquelle succédèrent une constipation opiniâtre et des vomissements incessants, il tomba dans un état de somnolence

entrecoupée par des cris hydrencéphaliques, bref il entra
à l'hôpital le 21 février avec tous les signes d'une méningite tuberculeuse à laquelle il ne tarda pas à succomber.
L'autopsie révéla, outre les lésions classiques de la tuberculisation méningée, et entre autres lésions, une tuberculose adeno-bronchique et pulmonaire de date ancienne
que nous avions pu d'ailleurs aisément diagnostiquer
pendant la vie.

Dans le second cas, il s'agissait d'une petite fille de 22
mois, née d'une mère tuberculeuse et qui fut prise brusquement, en pleine santé apparente, d'attaques convulsives
répétées auxquelles succédèrent une torpeur profonde,
des vomissements, de la constipation, du strabisme, de la
raideur de la nuque. Le diagnostic n'était pas douteux et
l'autopsie fit voir effectivement l'existence d'une méningite
tuberculeuse basilaire, des granulations miliaires disséminées dans le foie, la rate et les poumons, une dégénérescence caséeuse des ganglions bronchiques et quelques
gros tubercules également caséeux des poumons.

Ces observations correspondent aux deux formes principales sous lesquelles se présente la méningite tuberculeuse chez l'enfant; parfois elle apparaît dans le cours
d'une phthisie confirmée dont elle constitue seulement
l'épisode terminal, mais le plus souvent elle débute sans
avoir été précédée d'autres accidents tuberculeux apparents et on semble la considérer comme une affection primitive, comme la localisation initiale du bacille tuberculeux.

Cette assertion, exacte peut-être au point de vue clinique, est fausse au point de vue anatomo-pathologique.

Cette petite fille prise soudainement des symptômes caractéristiques de la méningite tuberculeuse présentait il est vrai une granulose méningée, hépatique et pulmonaire récente ; mais il existait en outre chez elle des lésions tuberculeuses des poumons et des ganglions bronchiques, de date certainement beaucoup plus ancienne, que rien n'avait fait soupçonner pendant la vie.

Or, Messieurs, ceci n'est point une exception ; la coexistence de vieilles lésions tuberculeuses, je vous le montrerai tout à l'heure, est au contraire presque la règle dans la méningite bacillaire quelque primitive qu'elle paraisse et quelque florissante que soit l'apparence extérieure du sujet.

De là à admettre une corrélation étroite entre les deux ordres de lésions, il n'y a qu'un pas et dès lors qu'on accepte de voir dans la méningite tuberculeuse qui succède à une tuberculose pulmonaire ou abdominale chronique, une généralisation ultime de l'infection bacillaire, on doit logiquement penser que la méningite tuberculeuse dite primitive, relève elle aussi directement, de ces foyers tuberculeux cachés dans l'intimité de l'organisme, si toutefois il est établi qu'ils ont conservé leurs propriétés virulentes.

Déjà Laennec avait observé que l'éruption de tubercules miliaires récents coïncide fréquemment avec la présence de masses caséeuse en voie de ramollissement, mais c'est Bühl qui le premier a posé en principe que dans la plupart des cas de tuberculose miliaire généralisée, il existait quelque part dans l'organisme un foyer caséeux qui en était le point de départ ; pour lui, la tuberculose granulique était une maladie infectieuse par résorption spécifique.

Friedlander sans contester l'exactitude des faits observés par Bühl, admet qu'en général, le foyer caséeux trouvé dans les cas de tuberculose miliaire doit être considéré non pas comme la lésion causale de la généralisation tuberculeuse, mais plutôt comme la première manifestation de la tuberculose dans l'organisme.

Au contraire, Orth (1) se croit autorisé à admettre une relation de cause à effet entre les lésions caséeuses et le développement ultérieur des tubercules. Le foyer caséeux peut déterminer une pullulation tuberculeuse de deux façons : 1° en produisant une infection générale avec développement de tubercules dans de nombreux organes souvent fort éloignés du foyer primitif, auquel cas le virus se propagerait par l'intermédiaire de la circulation sanguine, et 2° en provoquant une tuberculose localisée au tour des foyers caséeux ; le groupement régulier des tubercules miliaires autour du foyer caséeux fournit la preuve de cette infection de voisinage, et le rôle principal serait dévolu ici aux vaisseaux lymphatiques.

Rieder (2) professe une opinion semblable : sur 32 cas de méningite tuberculeuse qu'il a pu observer, presque toujours la maladie était consécutive à une autre affection tuberculeuse.

Enfin, tout récemment, Kelsch (3), sans nier l'infection

(1) *Berliner Klinische Wochens.*, 1875.
(2) *Munchener med. Woch.* Décembre, 1889.
(3) **Académie de médecine**, 7 février 1893.

tuberculeuse par inspiration et par ingestion, admet que dans bien des cas c'est à des foyers anciens, ganglionnaires ou osseux, qu'il faut attribuer les tuberculoses aiguës qui surviennent sans contagion appréciable. Les observations de la médecine militaire montrent en effet que la fréquence de la tuberculose dans les armées est plutôt subordonnée aux péripéties de la vie militaire qu'aux chances de contagion ou d'infection dans les locaux ; le soldat apporte le tubercule à la caserne aussi souvent qu'il l'y prend et il semble que l'accroissement de la tuberculose dans l'armée soit en rapport avec l'aggravation des obligations professionnelles, fournissant ainsi indirectement la preuve que l'importation est responsable d'une partie des méfaits mis à la charge de la contagion.

Dans ce qui précède, il a été question, indifféremment comme vous l'avez vu, de méningite tuberculeuse et de granulie : c'est qu'en effet, la méningite tuberculeuse et surtout la tuberculisation des méninges n'existent guère à l'état de pureté, presque toujours elles coïncident avec des tubercules miliaires disséminés dans différents organes et on peut dire, avec Damaschino, que la localisation méningée n'est autre chose que la lésion prédominante de la granulose; donc, ce qui est vrai de celle-ci doit l'être également de celle-là.

Pour nous, depuis deux ans, nous avons eu occasion de pratiquer 10 autopsies d'enfants morts de tuberculisation méningée primitive ; dans tous ces cas, il existait une généralisation miliaire plus ou moins étendue, des foyers caséeux anciens dans les poumons ou dans les ganglions.

Si nous ajoutons à ces faits ceux que nous avons pu rassembler dans différents auteurs (1), nous arrivons à un total de 35 observations, parmi lesquelles 27 fois on a pu constater l'existence de lésions tuberculeuses antérieures ; dans les 8 autres cas, une fois l'autopsie ne fut pas pratiquée, une fois elle est relatée d'une façon incomplète, une fois, elle ne fait pas mention de l'état des ganglions, trois fois le cerveau seul a été examiné, deux fois seulement l'autopsie ne signale aucune lésion en dehors du cerveau et des méninges ; au total, sur 29 cas où l'autopsie est relatée en détail, 27 fois il existait des traces manifestes d'une tuberculisation ancienne, 2 fois seulement, la tuberculose méningée paraît avoir existé à l'état isolé.

En présence de cette presque unanimité, les faits négatifs ne peuvent guère prévaloir ; sans doute, on peut voir des tuberculoses granuliques où l'autopsie, malgré des recherches minutieuses, ne montre pas de foyers caséeux tuberculigènes ; sans doute, on rencontre fréquemment des scrofuleux dont les ganglions sont infiltrés de pus caséeux et qui ne deviennent pas tuberculeux (2), mais on ne peut conclure de là qu'une seule chose, c'est que la granulose peut être quelquefois primitive, et que la tuberculose peut se généraliser d'emblée sans phase préparatoire, et d'autre part qu'une tuberculose locale

(1) Letulle, *Bull. de la Soc. anatomique*, 1874. — *Orth, Berlin. Klinische Wochenschrift*, 1875. — Juvigny, Thèse de Paris, 1885. — Queyrat, Thèse de Paris, 1886. — Landouzy, *Rev. de médecine*, 1887. — Bosselut, Thèse de Paris, 1887. — Deschamps, Thèse de Paris, 1891.

(2) Bernheim, *Leçons de clinique médicale*.

peut rester telle indéfiniment et qu'elle réclame pour se généraliser, une prédisposition préalable du sujet, constituée par un ensemble de circonstances dont l'essence nous échappe souvent et qui d'ailleurs, nous l'avons vu, sont loin d'être fréquemment réalisées.

Il me paraît donc impossible de nier le rapport étroit qui existe entre la tuberculose granulique et les vieux foyers caséeux que l'autopsie révèle au sein des organes ; à moins d'admettre deux infections tuberculeuses successives, l'une localisée, relativement bénigne, de date ancienne, représentée par des lésions ganglionnaires, des excavations pulmonaires, des masses tuberculeuses jaunes dans tel ou tel organe, l'autre récente, étendue et mortelle, correspondant aux granulations miliaires des méninges et des viscères, on est contraint de se ranger à l'idée que cette dernière n'est qu'une infection secondaire, une généralisation des germes infectieux déposés antérieurement dans l'organisme à la suite d'une contamination dont la source restera à déterminer.

Mais auparavant, quel est le point de départ de la décharge bacillaire, dans quels organes siège habituellement le foyer caséeux, cause prochaine de l'auto-infection : sur 27 observations, nous avons trouvé 20 fois les ganglions bronchiques tuberculeux et caséeux ; 9 fois ces lésions étaient associées à des tubercules anciens des poumons, 5 fois à des altérations semblables des ganglions mésentériques et des poumons ; 6 fois, l'adénopathie trachéo-bronchique était isolée. Enfin dans les 7 observations où les ganglions bronchiques étaient épargnés, il existait des noyaux caséeux dans les ganglions mésentériques, dans les poumons ou dans le cerveau : les gros tubercules cérébraux coïncidaient toujours avec des lésions tuberculeuses anciennes d'autres organes.

Ces faits qui concordent d'ailleurs avec les observavations de Northrup (1) que j'ai eu occasion déjà de vous citer, établissent d'abord que l'infection primitive se fait le plus souvent par l'appareil respiratoire, ensuite que la tuberculisation adéno-bronchique paraît être en dernière analyse, la plus fréquente des lésions caséeuses tuberculigènes capable de donner naissance suivant les cas, à la tuberculose méningée et à la granulie. On s'est demandé si elle pouvait être primitive ou si elle était toujours secondaire à une lésion des poumons : sans doute, quand on la recherche avec soin, on trouve souvent l'altération pulmonaire initiale, mais il semble bien établi par les recherches d'Arnold, de Dobroklonski (2) de Vyssokowitch, de Cornet (3), que les bacilles peuvent traverser les membranes épithéliales sans laisser de traces de leur passage ; on doit donc admettre, dans certains cas d'infection tuberculeuse par les voies aériennes, que les bacilles vont directement se loger dans les ganglions bronchiques sans intéresser les poumons. Qant aux faits où l'infection a lieu par le tube digestif, elle peut évidemment gagner les ganglions bronchiques soit par voie lymphatique ou sanguine, soit par propagation directe : ici encore le poumon restera indemne.

(1) *New-York méd. Journ.*, 1891, 21 février.
(2) *A. de méd. expérimentale*, n° 2.
(3) *Zeitscheift per Hygiène*, 1888.

Mais ces foyers tuberculeux anciens, que nous supposons capables de déverser à un moment donné dans l'organisme une pluie de bacilles de Koch, ne sont-ils pas devenus inertes et n'ont-ils pas perdu par le temps leur virulence primitive? Chez une petite fille morte dernièrement de méningite tuberculeuse dans mon service, les ganglions trachéo-bronchiques, gris jaunâtres et très hypertrophiés, montraient des îlots caséeux étendus, séparés par des tractus fibreux considérablement épaissis; des coupes très fines traitées par la méthode de Ziehl présentaient des masses de bacilles de Koch nettement colorés.

Bien plus, dès 1884, Déjerine étudiant les vieux foyers caséeux montrait que même calcifiés en partie, on parvenait encore à y déceler quelques bacilles. Ziemssen prétend qu'à l'autopsie de tuberculeux guéris depuis vingt ans, on trouve dans les lésions cicatrisées, des bacilles encore virulents. Tout récemment, M. Haushalter (1) a prouvé par la méthode des inoculations en série que les bacilles tuberculeux conservent leur virulence même quand ils sont enfermés dans une coque complètement calcifiée.

Par quelle voie, maintenant, les bacilles tuberculeux partis du foyer primitif vont-ils gagner les méninges ?

Hubhenet (2) a publié récemment une observation de méningite tuberculeuse secondaire dans laquelle le foyer primitif occupait les ganglions péribronchiques ; il pense

(1 *Revue médicale de l'Est*, 1891.
(2) *Wratsch*, 1891, n° 2.

que les bacilles partis du ganglion ont envahi le tissu
conjonctif voisin où on a pu les retrouver et que de là ils
ont gagné le tissu lâche du médiastin entre l'oesophage,
les vertèbres cervicales, la trachée et les carotides jusqu'à
la pie mère ; l'intégrité des vaisseaux et des ganglions
lymphatiques prouvaient qu'ils n'avaient pas servi à la
propagation. Si cette explication est hypothétique, les
faits qui lui servent de base sont cependant exacts. Cornil
et Babès (1) ont montré que les bacilles ne sont pas ordinairement limités aux ganglions, ils se voient dans la
capsule épaissie au niveau des follicules devenus tuberculeux, ils existent aussi dans le tissu conjonctif périphérique autour de la capsule ; ce tissu est lui-même infiltré
de petites cellules et de granulations tuberculeuses. Loin
du ganglion, on rencontre dans le tissu cellulaire oedé-
mateux du médiastin, des vaisseaux sanguins et lymphatiques entourés de tissu embryonnaire dont les cellules
contiennent des micro organismes. Malheureusement, Hub-
benet ne dit pas s'il a pu retrouver des bacilles tuberculeux dans toute la longueur du trajet qu'il indique et
d'ailleurs sa théorie se concilie difficilement avec le fait
anatomique bien connu du développement des granulations tuberculeuses autour des vaisseaux de la pie-mère,
fait qui leur assigne évidemment une origine vasculaire.

C'est, en effet, du côté de la circulation sanguine ou
lymphatique qu'il faut chercher les voies de propagation
des bacilles tuberculeux : Ponfick (2) a fait de nombreuses

(1) Cornil et Babès, *Les bacteries.*
(2) *Berliner klinische Wochenscrift,* 1877.

recherches sur l'état du canal thoracique chez les tuberculeux ; il se montre intact chez les individus qui succom-
bent à une tuberculose localisée ; au contraire, chez la
plupart des sujets qui sont emportés par une tuberculose
miliaire aiguë généralisée, la tunique interne du canal
thoracique est le siège d'une éruption de nodosités qui
rappellent l'aspect des tubercules et qui semblent démontrer que le canal thoracique a été traversé par une lymphe
douce de propriétés spécifiques. S'il était établi qu'il
s'agisse réellement ici de granulations tuberculeuses, le
fait aurait une grande valeur au point de vue de la participation du réseau lymphatique à la généralisation tuberculeuse. Mais il y a des données plus précises : Babès (1)
dit avoir observé la propagation des bacilles tuberculeux
le long ou à l'intérieur des vaisseaux lymphatiques et il
a montré qu'en même temps que le bacille de Koch,
d'autres bacilles gagnaient les méninges ; c'est ainsi que
s'explique la présence de streptocoques, de pneumocoques
lancéolés, etc., dans l'exsudat purulent des méningites.

Les vaisseaux sanguins peuvent-ils aussi bien que les
lymphatiques charrier la matière tuberculeuse ? « Cela
ne fait aucun doute, dit Lépine (2), « car on voit souvent
les parois vasculaires détruites par une végétation tuberculeuse qui verse alors ses produits dans la circulation ;
ou s'expliquerait ainsi la rapide propagation de la tuber-
lose à tous les tissus ». Ici, les preuves anatomiques ne
font pas défaut : Mügge trouvé des tubercules dans la

(1) V. Thèse Aviragnet, Paris, 1892.
(2) Lépine, Thèse de Paris, 1872.

membrane interne des veines pulmonaires ; Arnold a noté
également des lésions de la tunique interne des vaisseaux
dans la tuberculose miliaire ; Weigert a insisté sur le rôle
important des tubercules de la tunique interne des veines
et de l'endocarde du cœur droit dans la généralisation de
la tuberculose ; enfin les bacilles ont été retrouvés dans
le sang : Weichselbaum (1) a pu déceler chez des individus mort de tuberculose miliaire, des bacilles dans les
coagulations sanguines des gros vaisseaux, de sorte que
Cornil et Babès se croient en droit d'affirmer qu'on peut
aujourd'hui considérer la tuberculose miliaire comme le
résultat de l'entrée des bactéries dans la circulation
générale du plasma sanguin ou lymphatique.

Ainsi, en résumé, la tuberculisation méningée chez
l'enfant n'est le plus souvent qu'un épisode de la tuberculose miliaire aiguë, l'une et l'autre résultent en général
d'une auto-infection par un foyer caséeux existant antérieurement dans l'organisme ; la généralisation a lieu
par la voie de la circulation sanguine ou lymphatique ;
« les bacilles y pénétrent sans doute à la faveur des
cellules migratrices » (Koch).

Est-ce à dire cependant qu'il n'y ait point de
méningites tuberculeuses primitives ? Nous n'irons pas
jusque là. A propos des méningites pneumoniques,
Netter (2) a montré qu'il en existait de deux sortes : les
unes, métastatiques, par infection générale, sont causées
par le transport par le sang dans la cavité crânienne des

(1) **In Cornil et Babès.**
(2) *Archives générales de médecine,* 1887.

pneumocoques puisés par lui dans le foyer pneumonique, les autres produites par une infection locale sont déterminées par le passage direct dans les méninges de pneumocoques siégeant dans certaines régions voisines de la cavité crânienne.

Or le bacille de Koch peut lui aussi se rencontrer dans les cavités naturelles de la face : Demme (1) a trouvé une fois des bacilles de la tuberculose dans la sécrétion nasale chez un enfant qui mourut de méningite tuberculeuse. Weigert (2) rapporte une observation dans laquelle suivant lui, la pénétration des germes pathogènes s'était faite au niveau de l'ethmoïde à la faveur d'une tumeur insérée sur cet os et qui avait exposé les méninges au contact du bacille de Koch présent dans les fosses nasales. Le même auteur admet que des fosses nasales, le microbe peut passer à travers les trous de la lame criblée et venir ensuite atteindre la pie-mère où il provoquerait la méningite tuberculeuse.

Nous concèderons volontiers que dans certains cas d'ulcérations scrofulo-tuberculeuses, les fosses nasales puissent recéler le bacille de Koch, mais cliniquement il est exceptionnel de voir survenir dans ces cas une méningite tuberculeuse : sur 8 cas de lupus étendus de la face, observés depuis deux ans à l'hôpital de Secours, une fois j'ai vu se produire une généralisation et encore il s'est agi non d'une tuberculose méningée, mais d'une

(1) *Berliner Klinische Wochens*, 1883, n° 15.

(2) *Zur Lehre von Tuberculose Wirchow's archives*, t. **LXXIII.**

tuberculisation pulmonaire. Je ne connais pas d'avantage d'observations de méningites tuberculeuses consécutives à des altérations de même nature de l'oreille et du pharynx ; la méningite tuberculeuse primitive est donc exceptionnelle.

Si maintenant vous admettez avec moi que la tuberculisation des méninges est presque toujours une affection secondaire et qu'elle résulte d'une auto-infection par des foyers caséeux anciens, vous devez en conclure que les sujets porteurs d'une lésion de ce genre sont exposés aux plus graves dangers ; cette lésion n'est pas guérie comme on pourrait le croire ; elle peut rester silencieuse pendant des mois et des années puis sous une influence qui nous échappe, elle reprend son évolution et entraîne une généralisation tuberculeuse dans laquelle la localisation méningée occupe souvent une place prépondérante.

Ainsi, la méningite respecte les enfants sains, elle ne frappe que des sujets malades et ne tuberculise que ceux qui ont été déjà tuberculisés auparavant.

QUATRIÈME LEÇON

DES TUBERCULOSES LATENTES

Sommaire: Définition des tuberculoses latentes. — Elles s'observent non seulement chez l'enfant, mais aussi dans l'âge
adulte et dans la vieillesse. — Siège des foyers tuberculeux
latents.—Dans l'enfance, elles peuvent être compatibles avec
une constitution vigoureuse et une santé en apparence parfaite ; quelquefois elles se traduisent par quelques symptômes
physiques ou fonctionnels généralement disproportionnés
avec l'étendue et la gravité des lésions. — Difficultés du
diagnostic. — Conséquences thérapeutiques.

Messieurs,

Dans notre dernière conférence, j'ai cherché à vous
montrer que la tuberculisation des méninges n'est pas
ordinairement la localisation initiale de la bacillose, mais
qu'elle reconnaît en général pour cause une auto-infection
dûe à la présence dans l'intimité de l'organisme de foyers
tuberculeux anciens, pouvant coïncider avec une santé
parfaite et le plus souvent méconnus pendant la vie, faute
de s'être traduits par des symptômes généraux et locaux
capables d'éveiller la sollicitude de la famille et l'attention
du médecin.

C'est à ces lésions que doit être exclusivement réservé
selon moi le nom de *tuberculoses latentes* et non à ces
tuberculoses en évolution, mais tellement mal dessinées
dans leur allure clinique que le diagnostic en est longtemps

incertain sinon totalement impossible. Ici, à défaut de symptômes locaux, il existe tout au moins des phénomènes généraux qu'il n'est guère permis de méconnaître : c'est une anémie profonde, un état de langueur croissante, de l'anorexie, un amaigrissement général ; mais comme la poitrine reste muette, que la percussion et l'auscultation ne révèlent rien d'anormal, on ne peut conclure qu'à l'existence d'un état cachectique et si on incline vers l'idée d'une tuberculose, c'est plutôt grâce à des probabilités qu'à des signes de certitude.

Il en est autrement des tuberculoses latentes : ce sont des tuberculoses *stationnaires* dont le début remonte à une époque plus ou moins lointaine et qui restent silencieusement cachées au sein des organes sans que rien trahisse leur présence, jusqu'au moment où sous l'influence d'une cause accidentelle elles se démasquent tout à coup et déterminent une infection générale. Dans tous les cas que nous avons pu observer à cette clinique, la mort a été le fait d'une généralisation tuberculeuse à évolution rapide, mais il est nécessaire d'ajouter qu'il n'en est pas toujours ainsi et que ces lésions peuvent demeurer latentes presque indéfiniment : chez l'adulte et chez le vieillard, on rencontre fréquemment à l'autopsie de sujets ayant succombé à une maladie quelconque, soit de petites excavations, soit plus souvent des nodules fibro-caséeux ou crétacés épars dans les sommets des poumons et manifestement de nature tuberculeuse, qui semblent ne s'être accompagnés pendant la vie d'aucun symptôme, mais qui témoignent cependant d'une infection bacillaire antérieure.

Ces foyers tuberculeux latents sont souvent multiples : quant à leur siège, ils occupaient sur un total de 11 observations :

Les poumons seuls 2 fois ;

Les ganglions bronchiques seuls 3 fois ;

Les ganglions bronchiques et mésentériques 1 fois ;

Les poumons, les ganglions bronchiques et mésentériques 3 fois ;

L'encéphale, les poumons, les ganglions bronchiques et mésentériques 3 fois.

Leur lieu de prédilection est donc le poumon et les ganglions, jamais nous n'avons trouvé de tubercules cérébraux isolés, toujours ils coïncidaient avec des lésions tuberculeuses des organes précédents.

Au point de vue clinique, nos observations peuvent être divisées en deux groupes : dans le premier se rangent les faits où les foyers tuberculeux anciens ont été pour ainsi dire une trouvaille d'autopsie, c'est-à-dire que ni l'exploration des organes, ni les antécédents des malades ne pouvaient les faire soupçonner ; dans la seconde série de cas, les enfants avaient présenté à une époque antérieure de la vie des symptômes plus ou moins ébauchés qui correspondaient en réalité à une poussée tuberculeuse, mais dont l'intensité et la persistance n'étaient pas toujours suffisantes pour asseoir un diagnostic certain et motivé. Quelques exemples vous permettrons de vous rendre compte de ces faits et justifieront la distinction que je viens d'établir.

Une enfant de 5 ans entre à l'hôpital le 31 janvier 1891 ;

avec les signes classiques d'une méningite tuberculeuse à laquelle elle succombe le 8 février. Cette enfant était de bonne constitution, elle avait toujours été très bien portante et l'examen des poumons ne nous avait permis de constater rien d'anormal. Cependant à l'autopsie, il existait outre les lésions d'une méningite basilaire un foyer caséeux ancien, au centre du lobe supérieur droit, quelques nodules caséeux au sommet gauche enfin une hypertrophie avec infiltration caséeuse des ganglions bronchiques et mésentériques.

Un petit garçon de 3 ans 1/2, bien constitué et n'ayant jamais été malade, contracte la rougeole le 8 juin 1892 ; en même temps, survient une toux pénible, une tuméfaction des ganglions cervicaux, une fièvre intense ; au bout de 10 jours il est amené à l'hôpital dans un état de stupeur profonde, cyanosé, la langue et les lèvres fuligineuses, et présentant les signes d'une pneumonie catarrhale à la base gauche. La mort survient le 30 juin et l'autopsie révèle, outre les lésions de la bronchopneumonie un noyau tuberculeux ancien, du volume d'un œuf de pigeon, à l'extrémité du lobe supérieur droit et plusieurs foyers semblables mais plus petits dans le lobe supérieur gauche.

Voilà donc deux enfants, considérés comme bien portants, jusqu'au jour où éclate à l'improviste une affection mortelle et qui cependant montrent à l'autopsie des foyers de tuberculose caséeuse de date évidemment ancienne et qui étaient par conséquent porteurs depuis longtemps déjà d'une tuberculose latente. Est-ce à dire que celle-ci

soit toujours demeurée absolument silencieuse, je l'ignore ;
mais ce qui est certain c'est que si elle s'est traduite à un
moment donné par quelques symptômes, ceux-ci ont été
en tous cas trop mal dessinés pour attirer l'attention,
et jamais l'état général n'a du être sérieusement affecté.

D'autres fois cependant, les signes fonctionnels sont
plus accentués et tout en restant disproportionnés avec
l'étendue et la gravité des lésions, ils pourraient devenir
révélateurs s'ils étaient appuyés par des symptômes
locaux positifs. Une petite fille morte récemment au service d'une méningite tuberculeuse, toussait légèrement,
mais d'une façon habituelle, un mois avant de tomber malade ; à l'autopsie il existait une tuberculisation caséeuse
des ganglions bronchiques.

Un autre méningitique avait depuis quelque temps une
toux quinteuse, la percussion et l'auscultation du thorax
ne montraient rien d'anormal et cependant l'autopsie
releva chez lui une dégénérescence caséeuse avec hypertrophie énorme des ganglions bronchiques et des noyaux
caséeux dans le lobe supérieur du poumon droit.

Vous avez été témoins tout récemment d'un fait analogue, avec cette différence que les foyers occupaient
cette fois, non plus l'appareil respiratoire mais le cerveau ;
il s'agit d'une petite fille de 3 ans 1/2, couchée au n° 7
de la salle 7 et atteinte de tuberculose pulmonaire commençante qui présenta le 15 avril dernier, une rougeole
d'abord bénigne mais qui ne tarda pas à se compliquer de
broncho-pneumonie. Le 27 avril l'enfant fut prise subitement de convulsions générales auxquelles succéda une

hémiplégie complète du côté gauche avec déviation conjuguée des yeux et de la tête vers la droite. Deux jours plus tard, ces symptômes avaient complètement disparu, mais la tuberculose activée par l'éruption morbilleuse prit une allure plus rapide et la malade succomba le 10 mai. Nous pensions rencontrer à l'autopsie des granulations tuberculeuses dans les méninges ; le cerveau examiné avec soin, ne présentait aucune trace de méningite, mais il existait au niveau du lobe occipital droit une masse caséeuse énorme, du volume d'un œuf de poule ; un foyer semblable mais plus petit occupait l'extrémité postérieure du lobe droit du cervelet. Ces tumeurs volumineuses n'avaient donc donné lieu pour tous symptômes qu'à une hémiplégie passagère à laquelle très certainement elles étaient de beaucoup antérieures et la paralysie dissipée, elles eussent pu demeurer longtemps méconnues si la tuberculose concomitante n'eut précipité le dénouement.

Nous avons observé il y a quelques années avec M. le professeur Bernheim, un enfant de 6 ans qui à la suite d'une rougeole, présenta pendant plusieurs semaines une céphalalgie très vive, accompagnée de cris hydrencéphaliques sans aucun autre symptôme. Puis tout rentra dans l'ordre, l'état général était excellent, quand au bout de 2 ans survint une méningite tuberculeuse mortelle. L'autopsie fit voir outre les lésions banales de la méningite, des noyaux caséeux dans le poumon droit et un gros tubercule jaune ancien dans un des lobes du cervelet : ainsi cet enfant avait présenté deux ans avant l'apparition

de la maladie à laquelle il devait succomber, des phéno=
mènes méningés que les antécédents héréditaires du sujet
pouvaient faire rattacher légitimement à la tuberculose ;
cependant ces symptômes disparurent complètement et
seule, l'autopsie révéla qu'il y avait eu là réellement une
première détermination tuberculeuse dont l'évolution
s'était arrêtée et qui était restée latente pendant un laps
de temps relativement prolongé.

Pourquoi ces tuberculoses latentes sont-elles ainsi si
facilement méconnues ; c'est la question qu'il nous reste
à examiner brièvement.

Pour les tubercules cérébraux, s'ils occupent une région
pour ainsi dire *indifférente* des centres nerveux, s'ils ne
s'accompagnent pas d'une façon permanente, de paralysies, de contractures, de troubles visuels ni de phénomènes fonctionnels tels que céphalée, vertiges, vomissements, etc. etc., ils passeront forcément inaperçus ; toutefois
devrez vous en redouter l'existence chez les enfants nés
de souche tuberculeuse ou élevés dans un milieu infecté
de tuberculose qui auront présenté même passagèrement
des convulsions, ou comme dans ces deux cas que je vous
ai rapportés, une céphalalgie paroxystique ou a fortiori
une hémiplégie transitoire.

Quant à la tuberculose adéno-bronchique, il ne faut
pas oublier que la plupart des symptômes par lesquels
elle se traduit cliniquement, sont dûs à la compression des
organes environnants, or cette compression n'existe qu'à
une période avancée de la maladie, quand les ganglions ont
pris un volume considérable, à moins que le nerf pneumo-
gastrique ne soit de bonne heure influencé, auquel cas

on peut observer des accès d'asthme ou une toux quinteuse simulant la coqueluche. D'autre part, les signes
physiques eux-mêmes sont souvent infidèles et vous vous
rappellerez que normalement chez l'enfant, il existe à la
partie supérieure de l'espace interscapulaire, une diminution de la sonorité et une rudesse particulière de la
respiration, qu'il ne faudrait pas considérer comme des
phénomènes pathologiques liés à l'augmentation de
volume des ganglions bronchiques.

Enfin, comme Rilliet et Barthez l'ont très bien démontré, le diagnostic de la tuberculose pulmonaire elle-même
est souvent entouré de très grandes difficultés. Que
l'enfant soit indocile et respire mal, que les excavations
ne communiquent pas avec les bronches, que la lésion
soit centrale et peu étendue etc., toutes ces conditions
peuvent intervenir pour égarer le clinicien, surtout si
l'état général de l'enfant respire la santé et qu'aucun
trouble fonctionnel ne permette de supposer l'existence
d'une lésion tuberculeuse.

Peut-être si l'on parvenait à reconnaître ces foyers de
tuberculose latente, pourrait-on souvent intervenir d'une
manière efficace, moins contre la lésion elle-même, que
contre les causes accidentelles qui favorisent sa généralisation ; aussi, en présence de l'insuffisance de nos
moyens de diagnostic, nous ne pouvons que regretter avec
M. Kelsch (1), « que la méthode qui réussit si bien dans
cette direction en pathologie vétérinaire n'ait point son
équivalent dans la médecine humaine ».

(1) *Loc. citato.*

CINQUIÈME LEÇON

DE LA FIÈVRE TUBERCULEUSE CHEZ L'ENFANT

Sommaire : La fièvre fait défaut dans les tuberculoses stationnaires, exceptionnellement, elle peut manquer dans des tuberculoses qui évoluent, par le fait de l'intervention de complications accidentelles capables de produire par elles-mêmes une dépression thermique. — La fièvre tuberculeuse chez l'enfant affecte quatre types principaux : une forme intermittente, une forme continue, une forme mixte et enfin une forme irrégulière. — Considérée seule, la courbe thermique ne suffit pas à établir le diagnostic, mais elle est loin d'être sans valeur quand on la compare aux autres symptômes.

Messieurs,

Chez l'enfant, comme chez l'adulte, l'élévation de la température occupe une place importante parmi les signes généraux de l'infection tuberculeuse, elle peut même affecter un type assez spécial pour constituer un des éléments les plus utiles d'un diagnostic qui n'est pas sans offrir parfois de grandes difficultés.

Cependant, pour le dire immédiatement, cette fièvre n'est pas absolument constante, elle peut faire défaut soit pendant toute la durée de la maladie, soit durant un certain laps de temps et sans parler de la méningite tuberculeuse où l'abaissement relatif de la température est lié à des conditions spéciales sur lesquelles d'ailleurs nous aurons à revenir prochainement, on voit parfois des cas de tuberculose pulmonaire accompagnés d'une apyrexie complète, d'autres où la fièvre n'apparaît que d'une façon temporaire et accidentelle ; d'autres enfin, où elle ne s'allume qu'à la période ultime de la maladie, bien que dès l'abord les lésions soient franchement accusées et poursuivent inflexiblement leur marche vers une terminaison fatale.

Quelques-uns d'entre vous ont pu observer ici, l'an dernier, un enfant d'onze ans, né de parents tuberculeux, ayant perdu ses cinq frères et sœurs de diverses affections tuberculeuses et présentant lui-même des signes non douteux d'une induration tuberculeuse du sommet droit, chez lequel la température demeura constamment normale pendant les deux mois de son séjour à l'hôpital. Une injection de lymphe de Koch détermina une réaction très vive avec élévation de la température à 40°, la tuberculose sans être guérie se maintenait donc stationnaire.

Actuellement encore, vous pouvez voir au n° 7 de la salle 7 bis, un petit garçon de 9 ans, qui est entré à l'hôpital le 21 janvier dernier dans un état d'amaigrissement considérable et présentant les signes d'une induration des deux sommets avec commencement de ramollissement du côté droit ; la température qui d'abord oscillait aux environs de 37° s'éleva le 27 janvier à 39° et présenta quelques oscillations irrégulières jusqu'au 7 février, puis à dater de ce moment, elle revint à la normale et depuis près de deux mois, l'apyrexie est parfaite ; l'état général s'est amélioré, l'appétit a reparu, l'embonpoint tend à renaître, les signes physiques subsistent sans aggravation, bref nous assistons à un arrêt momentané dans la marche de l'affection.

Nous pouvons donc admettre en principe que la fièvre donne la mesure de l'évolution tuberculeuse : l'élévation de la température est le fait d'un processus actif aigu ou subaigu ; l'apyrexie nous indique que l'affection reste stationnaire, que l'évolution est enrayée.

Cette règle comporte quelques exceptions et on peut observer des tuberculoses mortelles évoluant presque sans fièvre soit que l'organisme profondément débilité devienne incapable de réaction, soit qu'il intervienne un facteur capable de produire une hypothermie, tel qu'une diarrhée excessive ou un état asphyxique comme dans deux faits que nous avons eu récemment sous les yeux.

Le premier de ces faits se rapporte à un enfant de deux ans, entré à la clinique le 2 mars dernier dans un état d'amaigrissement énorme et à la dernière période d'une tuberculose pulmonaire et abdominale : la température *normale matin et soir*, s'éleva légèrement la veille de la mort pour atteindre le maximum de 38°.

Dans le second cas, il s'agissait d'un petit garçon de 3 ans atteint de pyopneumothorax tuberculeux avec cyanose et dyspnée intense, qui succomba huit jours après son entrée à l'hôpital : la température qui atteignait 38°5 le premier jour, tomba dès le lendemain à 37° et au-dessous ; ce n'est que le jour même de la mort qu'elle s'éleva de nouveau à 38°.

Mais ces faits sont rares et en général l'évolution tuber

culeuse chez l'enfant est accompagnée d'un appareil
fébrile dont l'intensité et la forme méritent une étude
détaillée.

Wunderlich (1) a donné une bonne description de la fièvre
tuberculeuse en *général* : Quand la maladie est à son
début, dit-il, on constate une période d'ascension constituée par des rémissions et des ascensions progressives et
croissantes, mais moins régulières et plus lentes que dans
le typhus abdominal. Lorsque la phthisie succède à la
fièvre d'une bronchite, d'une pneumonie ou de tout autre
maladie aiguë, les rémissions diurnes deviennent plus
profondes dès que la tuberculose commence à évoluer,
tandis que les exacerbations du soir restent les mêmes,
ou diminuent un peu, ou s'accroissent légèrement. Dans le
cours ultérieur de la maladie, la fièvre offre d'ordinaire
d'une façon permanente ou prédominante un type discon-
tinu avec des différences quotidiennes atteignant et
dépassant même 3°. Il n'est pas rare d'observer des
exacerbations vespérales de 40 et 41°, les chutes matinales sont brusques et peuvent descendre à l'état normal
et au-dessous. Dans cette marche, viennent s'interposer
des intervalles pendant lesquels les rémissions s'affaiblissent notablement et où la fièvre devient sous-continue ou
uniformément ascendante, d'autres fois, la fièvre est
interrompue par de courts épisodes de fièvre modérée ou
même de température normale.

Dans l'enfance, Rilliet et Barthez (2) constatent que la

(1) *La température dans les maladies.* Trad. fr., Paris, 1872.
(2) 3e édition, t. III, p. 851.

fièvre est presque constante ; parfois violente et caractérisée par une température de 39.5 à 40° et plus, elle est
beaucoup plus fréquemment médiocre, oscillant entre
38 et 39° ; ou bien, normale le matin, elle s'élève le soir
à 39. Habituellement la fièvre initiale est légère ; une fois
établie, elle se maintient le plus souvent soit avec le même
caractère, soit en croissant avec une sorte de régularité,
soit en diminuant pour augmenter ensuite. Quand la
tuberculose succède à une affection aiguë, la fièvre persiste violente, si la phthisie doit suivre une marche rapide,
elle tombe peu à peu au contraire sans cesser complètement et se prolonge peu intense, quand la maladie affecte
une allure chronique. Vers la fin de la vie, la fièvre hectique prend d'ordinaire un accroissement considérable,
mais quelquefois au contraire, la température tombe au-
dessous de la normale quand approche la terminaison
fatale.

D'après ce qui précède , la fièvre tuberculeuse de
l'enfant paraît sujette à de nombreuses variations qui
permettent difficilement d'en tracer un tableau d'ensemble,
aussi beaucoup d'auteurs se bornent-ils à étudier la marche de la température relative à chacune des formes
cliniques de la bacillose. Comme ici encore il peut exister
une grande diversité dans les tracés thermométriques,
j'ai cru préférable de vous présenter quelques types fébriles bien tranchés qui pour quelques-uns du moins, se
rapportent à une forme définie de la tuberculose infantile
et peuvent offrir un réel intérêt au point de vue du
diagnostic.

1° Dans une première forme, la température, normale ou hyponormale le matin, s'élève le soir à un niveau plus ou moins considérable, de telle sorte que la courbe, dans son ensemble figure un tracé en zig-zag, à oscillations assez régulières, interrompues de loin en loin par une anomalie passagère qui consiste soit en l'absence de la rémission matinale, soit en une ascension moindre de la température vespérale. Nous désignerons ce premier type sous le *nom de fièvre tuberculeuse intermittente quotidienne ;* Rilliet et Barthez avaient déjà noté sa fréquence et avaient pris soin de la différencier de la fièvre palustre où les accès ont lieu non le soir, mais le matin et où les trois stades classiques, frisson, chaleur et sueurs, sont nettement accusés. Comme Wunderlich, nous avons noté exclusivement cette forme de la fièvre *dans la tuberculose aiguë ou subaigue* et cela non seulement dans la seconde enfance, mais même chez des enfants très jeunes ; un de nos sujets n'avait pas dépassé l'âge d'un an. Cette fièvre intermittente quotidienne n'est pas un phénomène tardif, spécial à la période d'hecticité ; chez une de nos malades elle s'est montrée presque dès le début de la tuberculisation ; elle n'est donc pas le produit d'une infection surajoutée, mais elle est réellement en rapport avec l'évolution bacillaire.

Cette fièvre peut présenter quelques variantes : tantôt les oscillations thermiques sont très accusées ; la température s'élève le soir à 39°5, 40° et même 40°5, pour s'abaisser le matin à 37°, 36° et au-dessous ; ce sera la fièvre à *grandes oscillations quotidiennes ;* tantôt la tem-

pérature matinale demeurant aux environs de 37°, celle du
soir varie entre 38° et 38°5 et ce n'est que passagèrement
qu'on la voit atteindre 39 : nous donnerons à ce type le
nom de *fièvre intermittente à courtes oscillations quotidiennes* ; tantôt enfin les deux formes se combinent pour
constituer un *type mixte* dans lequel la température présente des exacerbations vespérales plus ou moins fortes
qui se succèdent avec une certaine régularité.

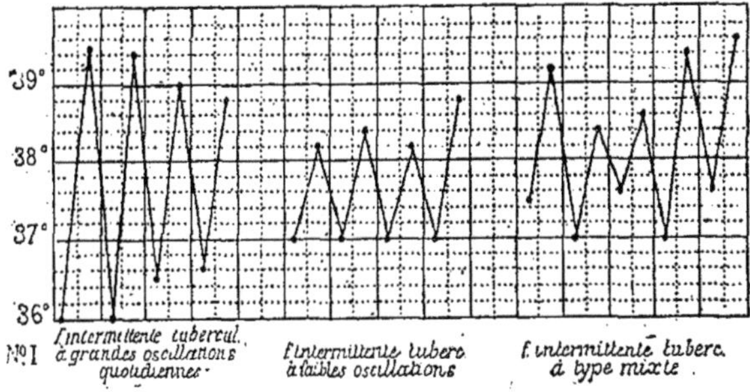

Ces tracés fébriles sont presque caractéristiques de la
tuberculose pulmonaire subaiguë chez l'enfant ; cependant nous avons observé une fois une fièvre analogue,
chez une petite fille de cinq mois, prise de broncho-pneumonie au cours d'une coqueluche ; la sonorité était affaiblie et il existait un souffle et des râles sous-crépitants
au-dessous de l'omoplate gauche ; la fièvre continue par
instants, présentait le plus généralement des poussées
vespérales de 40° et plus, suivies le matin d'une chute de
la température à 36°. L'enfant guérit cependant après
quinze jours de maladie : il est donc très probable qu'il ne
s'agissait pas là d'une tuberculose pulmonaire.

2° Le type *continu* de la fièvre tuberculeuse s'observe dans la tuberculose miliaire à forme typhoïde et dans cette autre forme d'infection bacillaire à évolution cyclique pouvant se terminer par une guérison apparente, mais non définitive, à laquelle M. Landouzy (1) a donné le nom de *typho-bacillose* ou de *fièvre continue prétuberculeuse.*

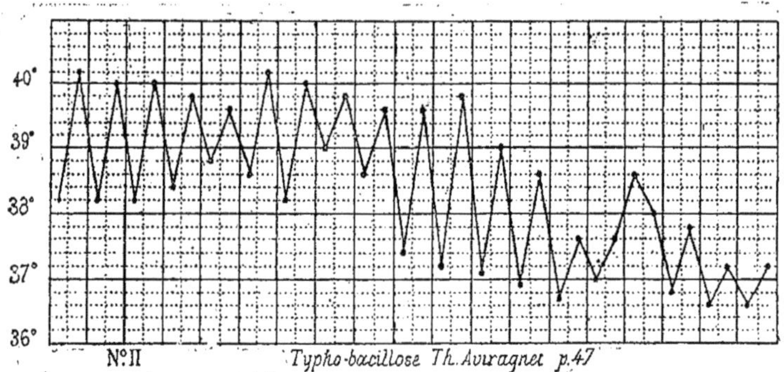

Pour Aviragnet (2). Le diagnostic différentiel entre cette fièvre continue et la dothientérie repose surtout sur l'absence dans la première, de phénomènes de stupeur, de diarrhée et de taches rosées ; ce dernier symptôme a moins de valeur à mes yeux car j'ai vu souvent les taches rosées faire défaut dans les cas de fièvre typhoïde les mieux caractérisés. Reinhold (3) observe que

(1) *Clinique de la Charité,* 1886, *Cliniques de l'hop. Laennec,* 1891.

(2) Thèse de Paris 1892.

(3) *Klinische Beiträge zur kenntniss der acuten miliar tuberculose,* etc. *Deutsches, Archiv, fur klinische médizin.* 1891,

dans la tuberculose miliaire aiguë il n'a jamais vu la fièvre continue se maintenir à un taux uniforme plusieurs jours de suite, ainsi qu'il arrive dans les fièvres typhoïdes *graves* ; mais il ne pense pas que cette particularité puisse avoir une importance pratique sérieuse ; par contre il estime que lorsqu'on se trouve inopinément en présence d'irrégularités de la marche fébrile telles que le passage d'une fièvre franchement rémittente à un type intermittent ou à une fièvre continue persistant plusieurs jours de suite, et cela sans aggravation ou diminution correspondante des autres symptômes, dans ces cas, la balance doit pencher dans le doute, en faveur de la tuberculose miliaire.

Ainsi, le diagnostic demeure extrêmement difficile et incertain, et tout ce qu'on peut dire, c'est que chaque fois qu'on se trouvera en présence, chez un enfant, d'un ensemble de symptômes pouvant faire songer à la dothientérie, mais insuffisants pour permettre d'affirmer ce diagnostic, il faudra toujours avant de conclure à la fièvre typhoïde, posér la question de tuberculose miliaire aiguë à forme typhoïde ou de fièvre continue tuberculeuse.

3° A côté des formes intermittentes et continues de la fièvre tuberculeuse, il existe des faits où pendant la période d'état de la maladie, des intervalles de fièvre continue succèdent à des oscillations intermittentes. Wunderlich l'avait déjà constaté ; nous en avons relevé nous-même un exemple chez une fillette de 3 ans atteinte de tuberculose pulmonaire et abdominale subaiguë : dix jours environ avant la mort, la température qui oscillait le matin aux environs de 37° et le soir entre 39° et 40°, prit une allure continue, variant entre 38° et 39°5, ce n'est que dans les derniers jours de la vie qu'elle s'abaissa de nouveau pour atteindre 37°2 le matin même du décès.

4° Enfin, quelquefois la température se comporte d'une façon absolument irrégulière, présentant pendant quelques jours un type continu avec des rémissions indifféremment matinales ou vespérales et interrompu par des défervescences brusques et passagères après lesquelles la fièvre se rallume à nouveau. Cette *forme irrégulière* pourrait dans certains cas en imposer pour une fièvre continue à la période d'indécision ou de stade amphibole. Dans une observation nous avons noté une anomalie du cycle fébrile consistant en une température plus élevée le matin que le soir ; ce type *inverse* s'est montré plusieurs jours de suite, et sans lui attribuer une valeur séméiologique plus grande que de raison, je vous rappellerai à ce propos que Wunderlich déjà, puis plus récemment Brunniche de Copenhague (1) l'ont signalée comme fréquente dans la tuberculose miliaire aiguë. De même, pour Rühle (2), le type inverse serait plus fréquent dans la tuberculose miliaire que dans d'autres affections fébriles, mais Germain Sée (3) estime que cette forme fébrile est extrêmement rare ; Reinhold (4) de son côté ne l'a jamais observée que d'une façon passagère.

(1) Wiener Wochenschrift, n° 21, 1875.
(2) in Ziemssen : *Handbuch der speciellen pathologie und. thérapie.* Vol. V, 3ᵉ partie, 3° édition, 1887, p. 134-148.
(3) *La phthisie bacillaire.*
(4) *Loc. citat.*

C'est dans la tuberculose miliaire aiguë que nous avons rencontré la fièvre irrégulière que je viens nous de vous décrire, mais on peut également y observer d'autres courbes thermiques : Wunderlich en décrit trois : une forme intermittente assez rare, une forme continue semblable à la fièvre typhoïde et enfin une fièvre semblable au début à une fièvre catarrhale et prenant plus tard les allures d'une fièvre hectique. Rilliet et Barthez de leur côté, signalent une fièvre à type continu dans la granulose à forme typhoïde et une fièvre à grandes rémissions matinales dans la forme suffocante de la tuberculose miliaire aiguë. J'ajoute que Joseph (1) a publié des exemples d'évolution complètement apyrétique de la tuberculose miliaire généralisée. Reinhold (2) constate que dans les formes broncho-pneumoniques et typhoïdes de la granulie l'apyrexie n'est que transitoire et de courte durée, mais que dans la tuberculose miliaire des séreuses il arrive parfois que pendant plusieurs semaines toute élévation anormale de la température fait défaut.

En résumé, Messieurs, la fièvre tuberculeuse chez l'enfant peut affecter un type intermittent, un type continu ou un type irrégulier, chacun d'eux étant sujet d'ailleurs à de nombreuses variantes. Quelquefois cette fièvre peut faire défaut, soit qu'il s'agisse d'une tuberculose stationnaire, soit que, la tuberculose continuant son évolution, il se produise une complication accidentelle qui déprime la

(1) *Deutsche mediz. Wochenschrift,* XVIII, 28. 1891.
(2) *Loc. citat.*

température en plongeant rapidement les malades dans le collapsus final. J'ajoute qu'au point de vue du pronostic, les résultats de l'exploration thermométrique le cèdent évidemment aux renseignements fournis par l'état du pouls ; quant à la valeur seméiologique de la température, on peut dire avec Reinhold que si la courbe considé-rée seule, ne permet pas de diagnostiquer la maladie, elle a du moins une grande importance quand on la rapproche des autres phénomènes présentés par le malade.

SIXIÈME LEÇON

DE LA TEMPÉRATURE DANS LA TUBERCULOSE MÉNINGÉE DE L'ENFANCE

SOMMAIRE : La fièvre dans la méningite tuberculeuse affecte des formes variables. — Elle peut être rémittente, continue, irrégulière. — De l'hypothermie dans la méningite tuberculeuse. — Celle-ci relève seule directement de la lésion cérébrale, les autres types de fièvre sont en rapport avec l'évolution de la tuberculose, mais ici même l'influence de la localisation sur le système nerveux central est souvent démontrée par le peu d'élévation relative de la température fébrile.

MESSIEURS,

J'ai laissé de côté jusqu'à présent l'étude de la température dans la tuberculose des méninges, parce qu'ici le problème se complique et que nous avons affaire non seulement à la bacillose seule, mais encore à une affection cérébrale, et comme le système nerveux joue un rôle essentiel dans les phénomènes de la calorification, qu'il est le grand régulateur de la production et de la déperdition de la chaleur organique, nous devons nous demander si les variations de la courbe thermique dans l'affection qui nous occupe, sont en rapport avec l'affection tuberculeuse elle-même ou avec sa localisation au niveau des foyers thermogènes encéphaliques, en d'autres termes si

la température est ou, non sous la dépendance d'une lésion
anatomique de ces centres, au même titre que le ralentis-
sement et l'accélération du pouls relèvent de l'excitation
ou de la paralysie du centre modérateur des pulsations
cardiaques.

La fièvre, dans la méningite tuberculeuse avait déjà
attiré l'attention des anciens auteurs : R. Whitt (1),
Odier (2), affirment que la fièvre du début de la méningite prend souvent l'apparence d'une fièvre intermittente ;
Cheyne (3) trouve une grande analogie entre l'hydrocéphalie aiguë et la fièvre rémittente des enfants ; d'après
Brachet (4) les symptômes de la première période prennent
habituellement tous les soirs un accroissement marqué :
ils s'exaspèrent et simulent un accès fébrile.

C'est seulement à dater de la vulgarisation de l'exploration thermométrique que l'on rencontre des données
précises : Roger (5) en particulier, qui a bien étudié la
fièvre dans la méningite tuberculeuse, la résume dans la
formule suivante : à la première période, accroissement
de température oscillant entre 38.5 et 39.5 ; à la deuxième, absence d'élévation ou même abaissement de la
température qui peut descendre jusqu à 35° ; à la troisième
période, peu de temps avant la mort, nouvelle élévation

---

(1) Whitt : *Obs. on the Dropsy of the Brain, etc.*, Edimbourg,
1768.

(2) Odier : *Mémoire sur l'hydrocéphalie interne (Mémoires
de la Société de médecine*, 1779, p. 195).

(3) Cheyne : *On hydrocephalus acutus*, p. 31, Essai III.

(4) Brachet : *Essai sur l'hydrocéphalie*, p. 68.

(5) *Recherches cliniques sur les maladies de l'enfance*, 1872.

dont le maximum a atteint jusqu'à 42°5. *La diminution considérable de la chaleur, intermédiaire à deux périodes d'augmentation serait chez les enfants un signe pathognomonique de la phlegmasie des méninges.*

Archambault (1) sans avoir eu connaissance des recherches de Roger, était arrivé à des conclusions à peu près semblables : pour lui, le pouls et la température s'élèvent depuis le début jusqu'à la fin de la première période, sans atteindre jamais un chiffre comparable à celui que donnerait une phlegmasie franche ou une pyrexie, pour redescendre au taux de la moyenne physiologique pendant la deuxième période, enfin brusquement et sans transition, à la fin de la maladie, le pouls et la température atteignent un degré d'élévation supérieur de beaucoup à celui du début et de la première période. Il ajoute cependant que pour que les modifications de la température puissent s'appliquer à la phlegmasie tuberculeuse des méninges et la traduire cliniquement, il importe que celle-ci soit exempte de complications ; s'il en existe une, de nature inflammatoire, en un point quelconque de l'organisme, la température en ressent l'influence et tend à rester constamment élevée, de sorte que ce n'est point à elle qu'il faudra s'adresser pour déterminer l'affection cérébrale.

Dans la méningite granuleuse basilaire, dit Wunderlich, (2) le commencement de l'ascension thermique gra-

---

(1) *Dict. encyclop. des Soc. médicales,* t. VI, 2ᵉ série. *Art Méninges, pathologie.*

(2) *De la température dans les maladies.* Trad. franç., p. Labadie-Lagrave, Paris, 1872.

nuleuse se dérobe d'ordinaire à l'observation, soit qu'en raison du caractère insidieux de la maladie, on n'en ait pas pratiqué la mensuration, soit que les lésions antérieures des poumons et des ganglions aient déjà déterminé une ascension thermométrique. Dans le cours de la maladie, la température se maintient tantôt seulement un peu au-dessus de l'état normal, tantôt à une élévation fébrile modérée avec un type d'ordinaire rémittent, mais elle atteint aussi assez souvent les degrés fébriles d'une fièvre typhoïde ; d'autres fois elle présente quelques forts abaissements et d'autres irrégularités, parfois aussi des intervalles apyrétiques de quelques jours. Quand l'issue fatale approche, la température ne monte qu'exceptionnellement si elle a été auparavant fébrile ; le plus souvent elle tombe ; bien qu'elle ne descende pas à la normale, elle diminue cependant de plusieurs degrés tandis que le pouls s'accélère en même temps. Dans l'agonie, cet abaissement continue ou bien il se présente encore avant la mort, une dernière ascension plus ou moins considérable ; le pouls augmente rapidement de fréquence jusqu'au moment où les contractions du cœur s'arrêtent.

Cadet de Gassicourt (1) qui consacre dans ses leçons cliniques quelques pages intéressantes à l'étude de la température dans la méningite tuberculeuse, estime qu'elle n'est guère susceptible de fournir des renseignements exacts et précis ; des tracés de formes différentes peuvent correspondre à des méningites en tout semblables dans

______

(1) *Traité clinique des maladies de l'enfance*, 1884, t. III, p. 513.

leur évolution, tandis que des tracés très semblables
peuvent appartenir à des formes différentes de l'affection.
Cependant, au point de vue du diagnostic différentiel de
la méningite tuberculeuse et de la fièvre typhoïde, le peu
d'élévation de la courbe, la période terminale mise à
part, mérite une certaine attention, car dans la dothientérie,
il y a habituellement accord entre l'élévation de la température et l'intensité des symptômes, tandis que dans la
méningite cet accord est rompu et les phénomènes les
plus graves peuvent accompagner une température relativement basse. Au point de vue de la forme des tracés
thermométriques, le type de Roger et Archambault existe
réellement, mais il est inconstant ; dans certains cas, la
température modérée d'abord, se relève pendant quelques
jours pour retomber ensuite et se relever par une ascension rapide dans les vingt-quatre dernières heures de la
vie ; dans d'autres cas, la température d'abord élevée,
décline bientôt sans remonter au moment de la mort ; dans
d'autres enfin, la température offre des oscillations matinales et vespérales régulières qui simulent une fièvre
typhoïde jusqu'au moment de la brusque ascension finale ;
encore celle-ci n'est-elle pas invariable dans la méningite où elle peut-être remplacée par un abaissement ou un
état stationnaire de la température.

De toutes ces opinions plus ou moins concordantes,
nous pouvons tirer dès à présent cette conclusion que la
marche de la température est essentiellement variable
dans la tuberculose des méninges ; nos observations nous
conduisent d'ailleurs au même résultat, et abstraction

faite de la période de début qui nous a presque toujours échappé grâce à l'entrée tardive des malades à l'hôpital, nous pouvons les classer en plusieurs catégories suivant le type fébrile dessiné par l'exploration thermométrique.

1° Dans une première série de cas, la fièvre rappelle la courbe que je vous ai signalée dans la tuberculose pulmonaire, elle revêt un caractère rémittent ou intermittent pendant une partie ou pendant toute la durée de la période d'état ; la température s'élève le soir à un taux modéré ne dépassant guère 38°5 pour descendre le matin aux environs de la normale ; dans les derniers jours de la vie ; le thermomètre s'élève graduellement pour atteindre et dépasser même 40° au moment de l'agonie, ou bien parfois, celle-ci est accompagnée d'un abaissement thermique précédé ou non d'une exacerbation fébrile. (V. tracés 1 et 2).

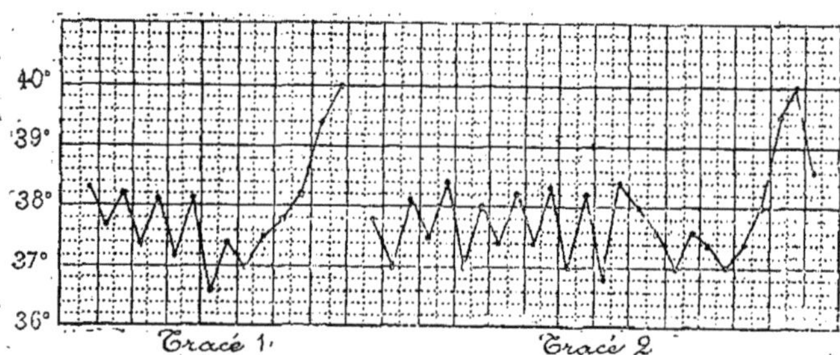

2° D'autres fois la fièvre est continue ; dans les cas que nous avons eus sous les yeux, jamais nous n'avons constaté d'oscillations régulières analogues à celles de la dothienentérie, mais au contraire l'irrégularité a toujours été le phénomène dominant. Vous avez vu qu'il n'en est pas

toujours ainsi ; dans certaines observations on voit la
fièvre simuler à s'y méprendre celle de la fièvre typhoïde ;
il existe plusieurs tracés de ce genre dans les leçons
cliniques de M. Cadet de Gassicourt ; à part l'ascension
terminale, la confusion est inévitable.

3° Dans une troisième série de faits, la température
offre une marche absolument irrégulière avec des rémissions et des exacerbations inattendues, indifféremment
matinales et vespérales, absolument identiques à celles
que nous avons signalées dans certains cas de granulie.
Ici comme dans les formes précédentes, l'ascension terminale agonique est extrêmement inconstante et peut même
être remplacée par une dépression thermométrique.

4° Enfin il est une dernière forme, où pendant la

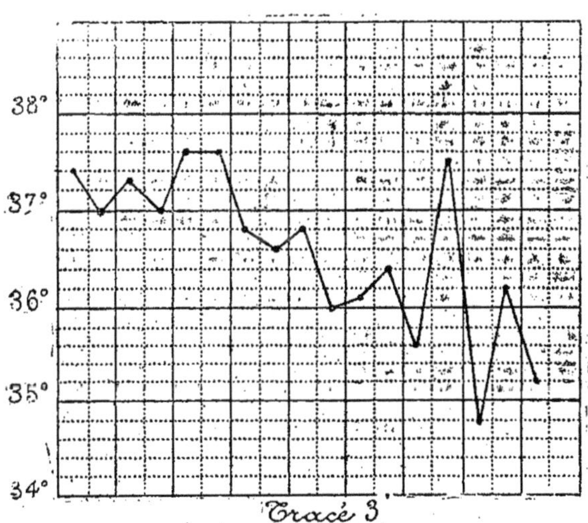

période d'état, la température s'abaisse graduellement

jusqu'à arriver à 36°, 35° et même un peu au dessous, de façon à constituer un véritable type hypothermique de la tuberculose méningée. Le tracé (n° 3) que je vous fais passer sous les yeux en est un bel exemple ; il appartient à une petite fille de 5 ans chez laquelle on trouva à l'autopsie une méningite tuberculeuse basilaire prédominant aux environs du chiasma, une tuberculisation des ganglions mésentériques et bronchiques, quelques ulcérations folliculaires dans le gros intestin et des noyaux caséeux anciens dans les poumons. L'évolution de la méningite avait été conforme au tableau classique, on avait noté seulement un refroidissement considérable avec cyanose des extrémités.

Deschamps (1) qui a consacré sa thèse inaugurale à l'étude de cette variété de la courbe thermique de la méningite tuberculeuse, relate quelques faits du même genre et il a soin de différencier cet abaissement progressif et permanent de la température, des chutes accidentelles et temporaires de celle-ci, déjà signalées par Roger. Il pense que cette forme hypothermique est plutôt en rapport avec une prédominance des lésions dans la région de la protubérance et des pédoncules, mais cette opinion procède plutôt, suivant nous, d'une vue théorique que de l'observation anatomique. Cette localisation n'existait pas dans le fait que je viens de vous rapporter et d'ailleurs les centres thermogènes peuvent être affectés autrement que d'une façon directe, par une action à dis-

(1) *De l'hypothermie dans la méningite tuberculeuse*, Deschamps, Th. de Paris, 1891.

tance en raison de la solidarité qui unit les différentes régions des centres cérébraux.

Cet abaissement de la température pendant la période d'état de la méningite n'est pas du reste, quand il n'est pas exagéré, un fait exceptionnel : D'après Tournier (1) la seconde période de la méningite tuberculeuse serait presque toujours marquée à un moment donné, par une diminution de la chaleur fébrile qui sans descendre au-dessous la normale, dans la plupart des cas, serait cependant parfaitement accusée ; et il ajoute que lorsque la fièvre tuberculeuse ne subit aucun abaissement, il faut en chercher la cause dans des localisations tuberculeuses existant dans d'autres organes, ce qui est d'ailleurs ordinairement observé, la méningite tuberculeuse existant rarement à l'état absolument isolé.

En résumé donc, la fièvre dans la méningite tuberculeuse, la forme hypothermique à part, n'a rien de caractéristique par elle-même, elle peut être intermittente, continue ou irrégulière sans que chacun de ces types fébriles corresponde, ainsi que Cadet de Gassicourt en a fait déjà la remarque, à une évolution particulière de la maladie. L'ascension terminale elle-même n'est pas spéciale à la tuberculose des méninges ; elle peut s'observer dans d'autres affections, la fièvre typhoïde par exemple et elle fait souvent défaut dans la méningite elle-même. Sur 38 cas, examinés à ce point de vue par Turin (2), 7 se terminèrent par une chute de la température, 11 par une ascen-

(1) Thèse Nancy, 1893.
(2) *Jahrbuch für Kinderkeilkunde*, tome XVI, 1881.

sion finale ; dans le reste des cas, la température se maintint à son niveau antérieur. L'hypothermie seule, constitue vraiment *un phénomène cérébral*, résultant d'une action directe ou indirecte sur les centres régulateurs de la température ; quant aux autres types fébriles, ils sont plutôt *le reflet de l'infection tuberculeuse elle-même* et ils ne se différencient guère des tracés thermométriques que je vous ai décrits dans les autres localisations de la tuberculose infantile. Cependant même ici, l'influence du système nerveux est encore appréciable ; en effet, la température dans la granulose méningée est relativement peu élevée ; Reinhold (1), insiste sur ce fait que la participation des méninges au processus tuberculeux, a une tendance à déprimer la température qui se maintient rarement à un taux élevé, d'une façon permanente, dans les tuberculoses miliaires aiguës à prédominance méningée.

(1) *Loc. citat.*

SEPTIÈME LEÇON

FAITS CLINIQUES

Sommaire. Tuberculisation prédominant à la région abdominale. — Infiltration caséeuse des ganglions du hile du foie
comprimant le tronc du canal hépatique. — Dilatation des voies
biliaires avec angiocholite. — Purpura et hémorrhagies multiples. — Infection streptococcique biliaire, puis généralisée.

Messieurs,

La tuberculose se présente chez les enfants avec des
formes cliniques semblables à celles qu'on rencontre chez
l'adulte, avec cette différence que les formes chroniques
qui sont la règle chez ce dernier, sont l'exception dans
l'enfance, surtout dans le premier âge, où la tuberculose
envahit presque simultanément un grand nombre d'organes et évolue d'ordinaire avec une très grande rapidité.
Les types vulgaires de la tuberculose infantile vous sont
trop connus pour que je reprenne aujourd'hui une étude
que nous avons faite déjà ensemble au lit de nos petits
malades, aussi me bornerai-je aujourd'hui et dans les
conférences qui vont suivre, à vous signaler quelques
observations de formes plus rares, sinon tout à fait iné-
dites, que nous avons pu recueillir cette année à la clinique.

Le 8 février dernier, une pauvre femme entrait à

l'hôpital civil pour une phthisie avancée, contractée sans doute auprès de son mari, mort tuberculeux 7 mois auparavant et nous confiait la plus jeune de ses trois enfants, petite fille de deux ans, souffrante depuis quelque temps et dont la santé l'inquiétait d'autant plus qu'elle avait déjà perdu un enfant d'une méningite, à l'âge de 7 ans. Cette enfant, bien portante jusque il y a deux mois, aurait commencé alors à tousser, à maigrir et à perdre ses forces, son appétit pourtant serait demeuré intact, mais son ventre aurait augmenté de volume et elle aurait eu à plusieurs reprises des selles diarrhéiques, se répétant chaque fois pendant une huitaine de jours.

Quoiqu'il en soit, l'habitus extérieur de la malade frappait immédiatement l'attention : le teint était pâle, les yeux brillants, les sclérotiques bleuâtres, les cils allongés, les cheveux fins et soyeux, bref, elle présentait tous les attributs de ce que les anciens dénommaient si bien le « tabidorum facies amabilis » autrement dit le type de cette beauté maladive qu'on a attribuée à tort ou à raison aux sujets prédisposés à la tuberculose.

De plus, l'amaigrissement était considérable, la peau sèche et rugueuse, la température normale, la toux presque nulle, l'appétit faible, les fonctions intestinales régulières et quand j'aurai ajouté que l'enfant présentait des ganglions indurés dans les aisselles et dans les aînes, et une pléiade de petits ganglions semblables le long du cou des deux côtés, j'aurai fini avec l'exposé des phénomènes généraux.

Quant aux signes physiques, le thorax était bien

conformé, la poitrine un peu bombée ; la percussion montrait en avant et à gauche une légère diminution de la sonorité, partout ailleurs, le son était normal. A l'auscultation, on constatait pour tous symptômes une respiration soufflée à la partie interne de la fosse sus-épineuse droite et une rudesse particulière de la respiration à gauche et en avant. Le ventre était volumineux, mais souple et indolore, il n'existait pas d'ascite, la rate n'était pas hypertrophiée mais le foie était augmenté de volume et dépassait de deux travers de doigt le rebord des fausses côtes.

Le diagnostic ne pouvait être douteux ; il s'agissait évidemment d'une affection tuberculeuse *héritée* ou contractée par contagion et affirmée plutôt par la marche de la maladie et les phénomènes généraux offerts par la malade que par la constatation de signes locaux bien caractérisés : ceux-ci se bornaient à faire supposer l'existence d'une induration commençante des sommets des poumons et à montrer une tuméfaction notable du foie, indice d'une participation probable de cet organe au processus bacillaire.

Les choses demeurèrent en l'état, sans aucune modification apparente, pendant trois semaines environ : l'état général était relativement bon, la température normale, quand le 26 février la fièvre s'alluma tout à coup, la température s'éleva à 40° et l'enfant fut prise d'un épistaxis considérable qui dura plusieurs heures, par instants sous forme d'un jet continu et que l'interne de garde n'arrêta qu'à grand'-peine par un tamponnement. En même temps on constatait des suintements sanguins multiples par l'ombilic, au niveau de l'index droit, à la jambe droite au-dessus du genou et en plusieurs points du cuir chevelu. Le lendemain 27 février, le facies était très pâle, les lèvres fuligineuses, la respiration accélérée, la température matinale à 38°6, le pouls très petit à 180 pulsations par minute. Il existait sur les membres inférieurs, autour du cou, sur le cuir chevelu, à la région lombo-fessière, de nombreuses taches purpuriques du volume d'une tête d'épingle, ainsi qu'une large ecchymose sous-conjonctivale à l'œil droit. L'enfant survécut encore quelques jours, le teint prit une pâleur de cire, la fièvre se maintint aux environs de 39°, il se produisit à plusieurs reprises des hématémèses et du melaena et la mort survint enfin le 2 mars.

Ainsi dans le cours d'une tuberculose apyrétique et selon toutes apparences, stationnaire, il s'était produit un véritable purpura hémorrhagique aigu, infectieux, qui avait brusquement clos la scène morbide. Comment expliquer cette complication imprévue et quel rapport existait-il entre celle-ci et l'affection primitive ?

Vous savez tous que dans la tuberculose chronique il survient souvent du purpura : on voit apparaître sur les membres inférieurs principalement, des pétéchies plus ou moins discrètes, beaucoup plus rarement des ecchymoses; quant aux hémorrhagies elles sont exceptionnelles. Tout cela se passe sans réaction, sans fièvre, sans douleur : le purpura n'apparaît qu'à une période avancée de la maladie quand la détérioration organique est devenue profonde et la tuberculose n'intervient ici qu'en tant que maladie cachectisante au même titre que dans d'autres cas, le cancer, le mal de Bright, les suppurations ou les diarrhées prolongées, etc.

D'autre part, dans la tuberculose miliaire aiguë, on a signalé parfois des hémorrhagies, principalement des épistaxis, mais il s'agit là très certainement de phénomènes purement locaux dus peut-être à l'excès de la pression sanguine consécutif à la gêne respiratoire ou encore à une infiltration tuberculeuse de vaisseaux de la muqueuse pituitaire, ces accidents n'ont, en tout cas, rien de commun avec la diathèse hémorrhagique.

Dans le cas particulier, cette explication était inadmissible en vertu de la généralisation des accidents et on ne pouvait pas davantage songer à un purpura cachectique ; outre que l'état général de l'enfant était relativement satisfaisant, l'apparition de la fièvre et l'acuité des symptômes montraient évidemment qu'il s'agissait d'une affection aiguë, d'un purpura infectieux dont il nous restait à déterminer la cause.

Or, l'hypertrophie du foie que nous avions constatée dès le début chez notre malade, méritait à cet égard d'attirer l'attention : beaucoup d'affections hépatiques s'accompagnent d'hémorrhagies et de taches pétéchiales, et nous étions en droit de penser qu'une tuberculose étendue de l'organe était capable de réaliser ce double phénomène, au même titre que toutes les autres affections qui désorganisent le parenchyme hépatique. L'autopsie a montré qu'il s'agissait en effet d'une lésion considérable de l'organe, mais non point telle que nous nous l'étions imaginée.

A l'ouverture de l'abdomen, on constatait un piqueté hémorrhagique sans tubercules sur l'épiploon ; les ganglions mésentériques étaient tuméfiés, rougeâtres et quelques-uns présentaient des granulations tuberculeuses récentes Il n'existait pas de tubercules dans l'intestin, mais celui-ci offrait dans toute son étendue, de nombreuses ecchymoses dont quelques-unes étaient exulcérées.

Le foie, volumineux, montrait un aspect marbré ; à sa surface il existait un grand nombre de granulations tuberculeuses, les unes récentes, les autres anciennes, jaunes, plus volumineuses, et en outre de nombreuses taches verdâtres fluctuantes, correspondant à la coupe, à des cavités remplies de matière gélatiniforme colorées en jaune verdâtre par la bile. A la section de l'organe, il était facile de reconnaître que ces cavités n'étaient autre chose que les canaux biliaires fortement dilatés, sans doute grâce à la rétention de la sécrétion biliaire. En effet, il existait au niveau du hile du foie, une masse du volume d'un œuf de poule, formée de ganglions caséeux et en partie ramollis, comprimant le canal hépatique : les branches de celui-ci, ainsi que le canal cholédoque étaient parfaitement perméables.

Quant aux autres organes, la rate et les poumons présentaient quelques granulations grises demi-transparentes, le cœur et les reins ne montraient pas de tubercules visibles à l'œil nu, les ganglions bronchiques étaient infiltrés de tubercules de date récente.

Nous avions donc raison de chercher dans le foie la

cause des phénomènes infectieux présentés par notre malade : il y avait là une dilatation des canaux biliaires avec angiocholite catarrhale due à la compression par des ganglions tuberculeux du tronc principal du canal hépatique, fait qui va nous permettre de comprendre la genèse du purpura et des accidents hémorrhagiques.

Il résulte en effet de recherches récentes, que si la bile et les voies biliaires sont *normalement* aseptiques, l'état pathologique modifie profondément leur état biologique et le rend apte à la culture des bactéries pathogènes ; la stagnation de la bile, en particulier, change les conditions de nutrition et de vie normale du milieu biliaire et les voies biliaires deviennent absolument assimilables aux voies urinaires des prostatiques et des rétrécis qui s'infectent presque toujours au premier cathétérisme septique (1). D'autre part les voies biliaires sont en communication directe avec un milieu normalement infecté, le duodenum, qui renferme à côté des bactéries accidentelles qui peuvent s'y rencontrer, de nombreuses espèces pathogènes parmi lesquelles on a signalé (2) le streptocoque pyogène, le bacillus coli communis et des staphylocoques. Il est donc facile à ces agents pathogènes de s'engager dans les voies biliaires, d'y pulluler, grâce à l'altération du liquide biliaire et de déterminer ainsi une *infection biliaire* ascendante qui pourra plus tard à son tour infecter le milieu sanguin et d'une infection locale se transformer en une infection générale,

(1) Dupré : Thèse de Paris. 1891.
(2) Gessner : *Archiv. f. Hygiène Bd IX, Helft*, 2, p. 123.

Chez notre petite malade, l'examen bactériologique pratiqué par M. Etienne, interne des hôpitaux, et confirmé pour plusieurs points par M. Macé, professeur d'hygiène à la faculté, a montré la réalité de cette double infection : le liquide biliaire, le parenchyme hépatique, la rate et le sang ont fourni des cultures pures de streptocoques (1) ; il s'agissait donc d'une infection monobactérienne streptococcique hépatique et généralisée.

Or, la réalité du purpura à streptocoques a été établie déjà par un certain nombre d'observateurs : Hanot et Luzet (2) chez une femme atteinte de méningite cérébro-spinale avec lésions purpuriques des membres inférieurs, ont rencontré un streptocoque ; Legendre et Claisse (3) ont vu du purpura et un érythème papulo-noueux au cours d'une amygdalite à streptocoques, Raoult (4) a signalé dans un cas d'angine et de stomatite à streptocoques, du purpura, des arthropathies et une endocardite légère. Notre observation vient à l'appui des faits qui précèdent, mais j'ajoute immédiatement qu'il ne faut pas considérer le streptocoque comme l'agent spécifique du

---

(1) Un cobaye reçoit le 8 mars dans le tissu cellulaire du dos un centimètre cube de bouillon ensemencé avec la rate et âgé de 3 jours ; il succombe le 10 mars à une septicémie suraiguë. Des cultures faites avec le sang de l'animal donnent des streptocoques. Un centimètre cube de bouillon ensemencé avec le foie et âgé de 15 jours est injecté le 21 mars dans le tissu cellulaire de l'oreille d'un lapin. Le 23 mars, érysipèle expérimental typique ; le 24, induration au niveau de la piqûre, le 25, ouverture d'un abcès dont le pus est fertile.

(2) *Archiv. de méd. expérimentale*, 1890, p. 772.

(3) *Union médicale*, 1892, t. I, p. 86.

(4) *Union médicale*, 1892, p. 652, t. I.

purpura infectieux ; d'autres bactéries pathogènes telles que le bacille pyocyanique, et le pneumocoque peuvent également le produire (1).

En résumé, Messieurs, il s'est agi dans le cas qui nous occupe, d'un purpura hémorrhagique consécutif à une infection biliaire ayant entraîné rapidement une infection générale. La tuberculose ici n'a joué d'autre rôle que celui d'une cause d'obstruction mécanique des voies biliaires et on ne saurait considérer ce fait comme un exemple d'une forme clinique particulière de la bacillose ; cependant il méritait de vous être exposé en détail, en raison de la localisation de la tuberculose au niveau des ganglions du hile hépatique, des accidents généraux qui en ont été la conséquence et de la difficulté du diagnostic pendant la vie.

() V. *Traité de médecine*, t. II, *Purpura infectieux*.

HUITIÈME LEÇON

DE LA PLEURÉSIE PURULENTE CHEZ LES ENFANTS TUBERCULEUX

Sommaire : Définition. — Faits cliniques. — Fréquence des pleurésies purulentes chez les tuberculeux. — Seméiologie. — Durée et pronostic. — Traitement.

Messieurs,

Le terme de *pleurésie purulente chez les tuberculeux* n'a pas une signification identique à celui de *pleurésie purulente tuberculeuse* : ici l'épanchement pleural est sous la dépendance immédiate du bacille de Koch, tandis qu'en réalité un sujet affecté d'une tuberculose pulmonaire peut parfaitement contracter une pleurésie non tuberculeuse à streptocoques ou à pneumocoques dont le diagnostic exige une étude bactériologique et des inoculations aux animaux. Comme ces recherches n'ont pas été faites dans les cas que nous avons observés à cette clinique, je préfère m'en tenir à la première dénomination, qui, pour être moins précise, a l'avantage d'être plus générale et de pouvoir s'appliquer à l'ensemble de nos faits ; l'évolution de la maladie paraît d'ailleurs dans ses principales lignes, sensiblement la même dans les différents cas, les malades finissant par succomber au bout d'un temps plus ou moins long aux progrès de la tuberculisa-

tion pulmonaire. Pour rester fidèle à la méthode clinique
que nous avons adoptée, je vous rappellerai sommairement les quelques observations que nous avons eues sous
les yeux.

Dans le premier cas, il s'agit d'une petite fille de 20
mois, née de parents indemnes de toute affection tuberculeuse, qui contracta le 22 mai dernier une rougeole à
la suite de laquelle la malade perdit l'appétit et les forces,
s'amaigrit notablement, continua à tousser et à présenter
de la fièvre et fut enfin amenée à l'hôpital, le 12 juin dans
un état de cachexie profonde. A ce moment le faciès était
pâle, l'amaigrissement énorme, la peau flasque et squam-
meuse, la fièvre assez vive avec exacerbations vespérales, la rate, sensiblement augmentée de volume.

On constatait à gauche et en avant, dans toute la hauteur, une matité compacte et un souffle très net sous la
clavicule. En arrière et du même côté le son était faible
dans les fosses sus et sous-épineuses, il existait une matité
compacte à la base ainsi qu'à l'aisselle, l'auscultation faisait entendre au sommet une respiration un peu soufflée ;
à partir de l'angle de l'omoplate et à l'aisselle, le silence
respiratoire était complet. A droite et en avant on constatait une sonorité normale et une respiration soufflée, en
arrière, la percussion et l'auscultation ne révélaient rien
de particulier. Le cœur n'était pas déplacé, les bruits
étaient nets et bien frappés.

Une ponction exploratrice pratiquée aussitôt, montra
qu'il s'agissait comme nous l'avions pensé d'un épanchement *purulent* du côté gauche ; le lendemain, l'opération

de l'empyème donna issue à 200 grammes de pus environ. Malgré cette intervention et un drainage soigneux de la plèvre, la température se maintint élevée, oscillant entre 38-8 et 39-8, la diarrhée fit son apparition, une plaque de gangrène se forma à la partie supérieure du pavillon de l'oreille droite et l'enfant succomba dans le marasme, le 27 juin, un mois après l'invasion de la rougeole initiale.

L'autopsie montra l'existence d'une pleurésie purulente gauche ; le poumon gauche, refoulé en avant et en haut était dense, ne crépitait plus et présentait une infiltration tuberculeuse confluente du lobe supérieur, le lobe inférieur renfermait plusieurs petites excavations tuberculeuses du volume d'un pois. Le lobe supérieur droit contenait quelques granulations tuberculeuses jaunâtres, le lobe moyen était sain, le lobe inférieur congestionné, présentait des tubercules anciens en petit nombre. Les ganglions bronchiques tuméfiés et rougeatres montraient à la surface quelques tubercules miliaires récents, la rate était volumineuse, mais ne présentait pas de tubercules apparents, les autres organes, y compris l'intestin, avaient une apparence normale.

La seconde observation est celle d'une petite fille de douze ans, fille d'un père tuberculeux, qui est entrée au service le 26 mai 1891, présentant une rétraction notable de tout le côté gauche et les signes physiques d'un épanchement liquide remontant jusqu'à l'angle de l'omoplate. L'enfant toussait depuis plusieurs années et on constatait à droite une respiration soufflée sous la clavicule. Après une ponction exploratrice, nous pratiquâmes l'incision de la plèvre qui fut suivie d'une amélioration sensible, mais au mois de mars 1892, la fistule persistant toujours et la fièvre ayant reparu, M. Heydenreich dut recourir à une résection costale, opération qui fut suivie d'une nouvelle amélioration jusqu'au mois de mai dernier où une troisième intervention devint nécessaire. Peu de jours après, la malade était prise de crises convulsives générales qui laissèrent après elles une hémi-plégie droite avec contracture et aphasie motrice liées très certainement à la présence d'un tubercule cérébral. Actuellement, l'état est stationnaire, mais il y a tout lieu de s'attendre dans un délai plus ou moins rapproché à de nouveaux incidents.

Notre dernière observation est relative à un petit garçon de 8 ans, qui fut pris soudainement le 22 janvier 1891 d'un point de côté gauche, de vomissements, de toux et d'une fièvre ardente. A son entrée, le 18 février, l'amaigrissement était extrême, la température à 39° et on constatait à gauche un épanchement s'arrêtant en avant au 4e espace et en arrière à l'épine de l'omoplate; à droite, il n'existait qu'une respiration légèrement soufflée au sommet. Après une ponction exploratrice qui établit la nature purulente de l'exsudat, l'incision de la plèvre fut pratiquée, mais malheureusement la fièvre persista, des râles sous crépitants se montrèrent dans toute l'étendue du poumon droit et le malade succomba le 11 juin après cinq mois environ de maladie. A l'autopsie, outre les lésions de la pleurésie purulente, le poumon gauche était farci de tubercules, surtout à sa partie supérieure, le poumon droit dans toute son étendue présentait une infiltration granuleuse confluente, la rate seule parmi les autres organes, était le siège de quelques granulations récentes.

Il s'est donc agi dans ces trois observations de pleurésies purulentes aiguës du côté gauche coïncidant avec l'existence d'une tuberculose pulmonaire plus ou moins étendue Dans un cas, il est vrai, l'examen nécroscopique nous fait défaut, mais les antécédents héréditaires et personnels de la malade, l'existence, dès le début, d'une respiration soufflée au sommet du poumon du côté opposé à la pleurésie, enfin les phénomènes cérébraux survenus dans la suite ne laissent aucun doute sur la présence simultanée de tubercules dans les poumons et dans le cerveau.

Ainsi la tuberculose, bien que produisant d'ordinaire une pleurésie sèche ou des exsudats purement séreux, peut s'accompagner parfois d'un épanchement purulent. Rilliet et Barthez ont constaté cette association des tubercules et du pus dans la plèvre 12 fois sur 70 cas de pleurésie purulente, soit très approximativement 17 fois sur 100 cas ; mais ce chiffre n'exprime pas la fréquence de la pleurésie purulente *vraie* : sur 109 cas de pleurésies purulentes observées à tout âge, M. Netter (1) trouve une proportion de 24,7 p. 100 de pleurésies tuberculeuses et putrides ; chez l'enfant, la proportion des pleurésies tuberculeuses s'abaisserait au-dessous de 6,5 pour cent cas.

(1) *Traité de médecine*, t. IV.

La pleurésie purulente et a fortiori la pleurésie purulente tuberculeuse, sont donc relativement rares dans le
jeune âge : Rilliet et Barthez vont même jusqu'à se demander si la tuberculose n'est pas plutôt la conséquence
que la cause de la pleurésie purulente ; celle-ci serait susceptible de provoquer l'éclosion de poussées tuberculeuses
par son action profondément débilitante sur l'organisme : en
effet, d'une part, quand la pleurésie purulente a été véritablement postérieure à l'invasion de la tuberculose, elle a
succédé presque toujours à des perforations pulmonaires ;
d'autre part, chez plusieurs malades qui avaient succombé
à des pleurésies purulentes de longue durée, on n'a trouvé
que des tubercules jeunes, peu nombreux et limités à la
plèvre malade ; d'où il sort que « le rôle de la tuberculose
dans les suppurations pleurales doit être considérablement
réduit. »

Cette opinion est manifestement exagérée : la réalité des
pleurésies tuberculeuses est aujourd'hui bien établie par
les inoculations aux animaux et l'examen bactériologique
de la suppuration pleurale, soit qu'il permette de découvrir le bacille caractéristique, soit qu'il ne montre aucun
microbe dans le pus, soit enfin qu'il y révèle la présence
exclusive de microbes non pathogènes ou seulement de
staphylocoques ; les pleurésies à staphylocoques étant
presque toujours de cause tuberculeuse (2).

De plus, l'observation clinique montre d'une façon évidente l'antériorité des tubercules pulmonaires ou tout au

(2) Netter, *Loc. cit.*, p. 1052.

moins la simultanéité des lésions des poumons et de l'exsudat purulent pleural. La première de nos malades exami-
née pour la première fois, vingt jours après le début de sa
maladie, montrait des signes d'induration tuberculeuse du
sommet pulmonaire du côté opposé à la pleurésie ; les
deux autres présentaient des phénomènes analogues ;
d'autre part chez deux d'entre eux, la durée de la maladie
a été trop courte pour qu'on puisse invoquer comme cause
déterminante de la tuberculose constatée à l'autopsie, une
cachexie causée exclusivement par l'épanchement pleural ;
enfin dans une de nos observations il existait dans les poumons des tubercules jaunes et des cavernules de date
évidemment ancienne et très certainement antérieure à la
pleurésie purulente.

Nous ne nous arrêterons pas longtemps, Messieurs, à
l'étude des symptômes des pleurésies purulentes chez les
tuberculeux ; les signes physiques en sont à peu près
semblables à ceux des épanchements séreux et n'offrent, à
vrai dire, rien de spécial ; je vous signalerai cependant en
passant l'absence chez nos malades de cet œdème de la
paroi thoracique qu'on a voulu considérer comme caractéristique d'un épanchement purulent ; pour ma part, je l'ai
observé une fois dans un cas de pleurésie séreuse et je
l'ai vu plusieurs fois manquer dans la pleurésie purulente,
c'est dire qu'il ne faut pas compter sur ce phénomène in-
fidèle pour asseoir son diagnostic.

Je vous rappellerai aussi que la percussion de la poitrine chez les enfants, doit être pratiquée avec des précau-
tions toutes particulières, faute desquelles un épanche-

ment en nappe pourrait être facilement méconnu. Grâce à
la faible épaisseur des parois thoraciques, un choc vigou-
reux non-seulement ébranle les parties sous-jacentes,
mais encore fait entrer en vibration la cage thoracique
elle-même, le poumon dans toute son épaisseur, voire
même les organes creux de l'abdomen ; il convient donc
de percuter avec douceur et légèreté et de comparer les
régions symétriques du thorax ; à cette condition, la poitrine répondra clairement à l'exploration plessimétrique et
aucune des modifications anormales de la sonorité ne
pourra vous échapper.

Une fois l'épanchement reconnu, ce sont surtout les
symptômes généraux qui pourront vous éclairer sur sa nature ; une fièvre rémittente ou intermittente quotidienne,
un amaigrissement progressif, la pâleur du teint, la sé-
cheresse et la rudesse de la peau, la disparition complète
de l'appétit, la diarrhée, tels sont les phénomènes qui se
sont présentés chez nos malades et qui jusqu'ici ne nous
ont pas trompés.

D'ailleurs, en cas de doute, il est aisé de recourir à une
ponction exploratrice ; nous nous servons ici de préférence
dans ce but, d'une simple seringue de Pravaz, soigneuse-
ment désinfectée au sublimé ; jamais cette petite opération n'a eu de suites fâcheuses, la piqûre est à peine per-
çue et plus d'une fois nos petits malades n'ont accusé
aucune douleur.

Le pus ainsi extrait de la plèvre est en quantité suffi-
sante pour un examen bactériologique et des inoculations
expérimentales, de telle sorte que le diagnostic se com-

plète par la connaissance des organismes pathogènes contenus dans le foyer pleural, fait dont on comprend l'importance capitale dans les cas où la préexistence de la tuberculose pulmonaire n'est pas nettement établie par l'étude des antécédents des malades et par les phénomènes généraux et locaux qu'ils présentent.

La gravité des pleurésies purulentes chez les tuberculeux est en effet très grande par le fait des lésions tuberculeuses existantes et par la possibilité du développement ultérieur d'autres déterminations du même genre. Chez l'enfant particulièrement, où la bacillose offre une tendance manifeste à la généralisation, le pronostic paraît extrêmement sévère : Rilliet et Barthez ont vu presque toujours les tuberculeux succomber à la pleurésie purulente quel que fut le traitement employé ; sur nos trois cas, deux ont été suivis de mort, l'un après un mois, l'autre après cinq mois de maladie, la troisième survit depuis plus de deux ans, mais elle présente actuellement des signes de tuberculose cérébrale et il est à craindre que l'issue fatale ne soit pas éloignée.

Les auteurs précédents n'ont pas observé d'exemples d'une durée aussi longue : sur 10 observations, 2 fois la mort s'est fait attendre 6 mois, une fois un an, 4 fois elle est survenue dans les deux premiers mois.

En présence de pleurésies purulentes aiguës telles que celles que je viens de vous décrire, quelle doit être la conduite du médecin ? Faut-il intervenir, ou bien persuadés à l'avance de l'inutilité de nos efforts, nous borner à soutenir les forces du malade dans le but de pro-

longer de quelques jours sa pénible existence. Les
tableaux statistiques contenus dans l'ouvrage de Rilliet et
Barthez montrent que l'évacuation thérapeutique de l'épanchement prolonge notablement la vie, alors même que
l'issue doit être fatale. Pour nous, une fois le diagnostic
établi par l'examen clinique et la ponction exploratrice,
nous n'avons pas hésité à recourir d'emblée à la pleurotomie:
d'abord celle-ci donne en général chez l'enfant, grâce à
l'élasticité du thorax, de meilleurs résultats que chez
l'adulte ; de plus, il s'agissait dans nos trois cas, de pleurésies *gauches* où il importait d'éviter la reproduction de
l'épanchement pleural et le déplacement du cœur qui
pouvait en être la conséquence, enfin l'intensité de la
fièvre et les symptômes d'infection générale qui exis-
taient chez eux nous paraissaient nécessiter un large draî-
nage de la cavité pleurale. Nos malades ne pouvaient pas
guérir ; les deux qui ont succombé sont morts non de leur
pleurésie, mais des progrès de la tuberculose concomitante;
quant à la troisième, nous restons convaincu qu'elle doit
d'avoir vécu jusque dans ces derniers temps dans des conditions relativement satisfaisantes, à l'intervention du chirurgien.

NEUVIÈME LEÇON

DU PYO-PNEUMOTHORAX TUBERCULEUX DANS L'ENFANCE

Sommaire : Historique. — Observations. — Les signes physiques sont les mêmes que dans l'âge adulte ; les symptômes généraux sont moins accusés dans l'enfance où le pneumothorax peut être en quelque sorte latent. — Durée, terminaisons, indications de l'intervention chirurgicale. — Fréquence du pneumothorax tuberculeux dans le jeune âge.

Messieurs,

Parmi les complications qui peuvent se produire au cours de la tuberculose pulmonaire, le pneumothorax occupe une place prépondérante tant par l'aggravation qu'il amène dans l'évolution de la maladie que par les signes cliniques qui le caractérisent. Il ne semble pas néanmoins que *chez l'enfant* cet accident ait attiré l'attention des auteurs autant qu'il le mérite : Descroizilles (1), D'Espine et Picot (2) lui consacrent à peine quelques lignes ; seuls, Rilliet et Barthez (3) en donnent une description détaillée mais qui embrasse à la fois tous les épanchements gazeux de la plèvre, qu'ils surviennent dans le cours d'une phthisie pulmonaire ou qu'ils résultent

(1) *Traité élémentaire de pathologie et de clinique infantiles.*
(2) *Manuel pratique des maladies de l'enfance.*
(3) Rilliet et Barthez, troisième édition, tome premier, 1884.

soit de l'évacuation par les bronches d'une pleurésie purulente, soit de la rupture de vésicules emphysémateuses
à la suite d'une violente quinte de coqueluche. Nous avons
eu tout récemment occasion d'observer ici deux exemples
de cette complication assez rare de la tuberculose infantile et j'ai pensé qu'il n'était pas sans intérêt de les sou-
mettre à vos réflexions, en raison du jeune âge des sujets
et aussi à cause des quelques particularités anatomiques
et cliniques qu'ils ont présentées et qui paraissent appartenir en propre à cette période de la vie.

La première de ces observations appartient à un petit
garçon de 3 ans, né de parents bien portants, qui contracta
le 6 décembre 1890, une rougeole qui le tint alité pendant
plus d'un mois ; aussitôt après, nous dit-on, survint une
fièvre muqueuse (?) et enfin, quinze jours avant d'être
admis à l'hôpital, l'enfant fut pris de dyspnée et de toux
avec expectoration glaireuse. A son entrée, le 26 février
1891, on constatait une oppression très vive, de la cyanose
de la face, une toux brève, sèche, incessante, un amaigrissement considérable ; la température vespérale était
à 38°,5, le pouls à 144. Comme signes physiques, il existait
en avant et à gauche, une dilatation thoracique très marquée ; à ce niveau on percevait une sonorité tympanique
et l'auscultation révélait une absence complète du bruit
vésiculaire et du tintement métallique pendant les secous-
ses de la toux. A droite, la sonorité était normale et la
respiration nette. En arrière et à gauche, la sonorité
paraissait normale dans les fosses sus et sous-épineuses,
il existait une matité compacte à partir de l'angle de

l'omoplate jusqu'à la base. Le murmure respiratoire faisait défaut au sommet ; au-dessus, on percevait un souffle nasonné lointain. Enfin, en percutant la face anté- rieure du thorax avec deux pièces de monnaie, on perce- vait nettement en arrière et à la partie supérieure, le bruit d'airain de Trousseau. A droite et en arrière, la sonorité était normale, la respiration était un peu renforcée dans la fosse sus-épineuse ; il existait quelques râles sous- crépitants à la base.

L'enfant succomba quatre jours plus tard sans avoir présenté d'autres symptômes, si ce n'est quelques crachats purulents. A l'autopsie, il existait un pyo-pneumothorax du côté gauche ; la plèvre épaissie et revêtue de fausses membranes renfermait environ 500 grammes de pus con- cret ; le poumon gauche, ratatiné, était criblé de granula- tions miliaires et contenait en outre quelques tubercules jaunes plus volumineux ; les ganglions bronchiques gauches étaient hypertrophiés et caséeux. Le poumon droit, très emphysémateux, ne montrait pas de tubercules apparents à l'œil nu, mais quelques noyaux de broncho- pneumonie à la partie antérieure du lobe supérieur et au niveau du lobe inférieur. Les ganglions mésentériques étaient tuméfiés et caséeux, il existait quelques granula- tions miliaires disséminées dans la rate ; les autres organes étaient sains.

Dans la seconde observation, il s'agit d'une petite fille de deux ans, qui entra au service le 7 février dernier ; depuis un mois elle toussait par quintes, suivies parfois de vomissements et présentait de la diarrhée ; 5 à 6 selles

dans les 24 heures. A son entrée, on constatait de la fièvre,
38°,5 le soir, un facies pâle, un amaigrissement considérable, une polyadénopathie cervicale double. En avant,
du côté droit, la sonorité était claire et ample ; à l'auscultation, on ne percevait plus le murmure vésiculaire,
mais un tintement métallique très net pendant la toux ; en
arrière du même côté, le son était tympanique dans
toute la hauteur, le bruit vésiculaire était aboli, mais on
pouvait entendre le bruit d'airain et du tintement métallique. A gauche et en avant, il existait sous la clavicule
une légère submatité et une respiration rude ; en arrière
le son était faible dans la fosse sus-épineuse, mais normal au-dessous ; à l'auscultation la respiration était rude
au sommet, simplement renforcée au-dessous, jusqu'à la
base, où il existait quelques râles sous-crépitants. L'enfant
survécut environ six semaines ; dans les derniers jours,
l'haleine prit une odeur fétide, la dyspnée fit des progrès,
l'amaigrissement devint énorme, un léger épanchement
apparut du côté droit, donnant lieu à une matité compacte
dans les trois derniers espaces.

L'autopsie révéla les lésions suivantes : à l'ouverture
du thorax, il existait du côté droit, une vaste poche constituée par la plèvre épaissie et recouverte de fausses membranes et renfermant environ 100 grammes de pus. Le
poumon était refoulé en dedans contre le médiastin et
présentait à peu près à la partie moyenne de sa face externe une sorte de bouchon caséeux obturant un orifice
déprimé, du diamètre d'une pièce de deux francs, parais-
sant correspondre à une excavation creusée dans le paren-

chyme pulmonaire et à la partie inférieure duquel existait la fistule qu'on pouvait mettre en évidence par l'insufflation. A la section du poumon, on constatait à ce niveau une cavité anfractueuse du volume d'un œuf de pigeon, remplie en partie de matière caséeuse ramollie, se continuant directement avec les ganglions bronchiques très hypertrophiés et eux-mêmes caséeux. Tout ce poumon était infiltré de granulations miliaires et de masses tuberculeuses jaunâtres. Le poumon gauche offrait une infiltration miliaire du lobe inférieur avec quelques nodules caséeux, le lobe inférieur présentait une éruption granuleuse très discrète. L'intestin était le siège de nombreuses ulcérations tuberculeuses, les ganglions mésentériques étaient volumineux et caséeux, enfin le foie et la rate étaient le siège de quelques granulations miliaires disséminées.

Comme vous le voyez, Messieurs, le pyo-pneumothorax chez l'enfant présente à la percussion et à l'auscultation des symptômes identiques à ceux qu'on observe chez l'adulte, le bruit de flot seul a fait défaut; dans un cas il est vrai, l'état d'angoisse dyspnéique de l'enfant ne nous a pas permis de le rechercher et dans l'autre, l'épanchement a été tardif et en trop petite quantité sans doute, pour pouvoir le produire. C'est surtout dans les symptômes généraux qu'on peut relever quelques différences ; chez l'adulte en effet, le pneumothorax débute parfois d'une façon insidieuse, surtout quand il se greffe sur une tuberculose déjà avancée dans son évolution, mais le plus souvent, il procède différemment : au milieu d'une quinte

de toux, d'un effort ou même sans cause appréciable, le
malade est pris brusquement d'un point de côté intense,
d'une dyspnée extrême avec sueurs froides, accélération
et petitesse du pouls, parfois même, la mort survient au
bout de quelques heures. Au contraire Rilliet et Barthez
constatent que souvent, chez les jeunes sujets, le pneumothorax peut être latent, le point de côté passe inaperçu,
le dyspnée qui, la plupart du temps, existait déjà avant la
perforation, ne prend pas toujours un degré d'acuité qui
appelle l'attention ; « une légère augmentation de l'oppression, un peu d'anxiété et surtout des convulsions sont
souvent les premiers symptômes ; il ne suffisent pas en
général à faire présumer l'existence d'un pneumothorax ».
Nos observations confirment dans une certaine mesure
l'exactitude de cette manière de voir : dans les deux cas, le
point de côté a fait défaut et si dans le premier, l'intensité
de la dyspnée pouvait jusqu'à un certain point contraindre
à une exploration plus attentive des organes contenus dans
la cage thoracique, il n'en est pas moins vrai que chez la
seconde de nos malades, cette dyspnée était infiniment
plus modérée et que dans l'un et l'autre cas il nous a été
impossible de préciser le moment exact où s'était produite
la complication ; les symptômes du début n'avaient donc
pas attiré spécialement l'attention des parents.

Je serais tenté d'admettre pour ma part que cette évolution silencieuse du pneumothorax doit être la règle
dans la tuberculose du jeune âge, elle s'explique en effet
par des raisons anatomiques qui sont particulières à cette
période de la vie : chez l'adulte, le pneumothorax est une

complication *précoce* de la tuberculose pulmonaire ; ce n'est pas la rupture d'une caverne qui l'occasionne, mais bien l'ulcération d'un tubercule récent, situé très près de la surface du poumon. On comprend donc aisément l'aggravation subite qui résulte de la formation d'un pneumothorax, à une période où la tuberculose est à son début et n'entraîne pas encore de dyspnée ni de troubles fonctionnels bien accusés. Au contraire chez les jeunes enfants, la tuberculose est rarement localisée non seulement dans une partie du poumon, mais même dans les poumons seuls ; habituellement, les tubercules envahissent presque simultanément la plus grande partie de ces organes et en diminuant ainsi le champ respiratoire, déterminent une dyspnée que l'apparition ultérieure d'un pneumothorax ne peut guère augmenter davantage. De plus, comme le montre une de nos observations, le pyo-pneumothorax peut survenir à une phase tardive de la tuberculisation, la dyspnée est alors considérable par le seul fait des lésions pulmonaires et ici encore l'épanchement gazeux de la plèvre peut, fonctionnellement parlant, passer inaperçu au milieu du trouble préexistant des actes respiratoires.

Le pneumothorax une fois constitué, quels vont être sa durée et son mode de terminaison ?

Pour d'Espine et Picot (1) l'enfant succombe le plus souvent à l'asphyxie au bout de deux à trois jours ; il est exceptionnel de le voir se remettre passagèrement et ne

______
(1) *Manuel pratique des maladies de l'enfance.*

succomber que plus tard aux progrès de la cachexie tuberculeuse. Chéz l'adulte également, on tend d'ordinaire à
admettre que le pneumothorax est promptement mortel et
que son apparition est le prélude de l'agonie. Cependant
certains auteurs se sont élevés contre cette opinion trop
exclusive : sur 63 cas relevés par Saussier (1), 19 malades ont vécu de un à cinq mois, deux, de huit à onze mois,
un a survécu deux ans. Béhier (2) a vu dans un cas, le
pneumothorax durer deux mois et demi, dans un autre
quatre mois et demi ; Barlow cité par lui a rapporté un
cas d'une durée de trois ans et demi ; M. Bernheim (3)
dans ses leçons cliniques, nous donne l'histoire d'une
femme qui succomba plus de onze mois après la perforation pleuro-pulmonaire.

Chez l'enfant, la durée peut également être assez longue
bien que nous ne connaissions pas d'exemple où elle ait
égalé celle des observations précédentes.

Un des malades de Revilliod (4) succomba deux
jours après l'apparition du pneumothorax, mais l'autre
vivait encore vingt jours après qu'on en avait reconnu les
symptômes. Chez le premier de nos sujets l'époque du
début du pneumothorax nous est inconnue, et par conséquent il nous est impossible d'en fixer la durée ; dans
notre seconde observation le pneumothorax fut constaté à
l'entrée de l'enfant à l'hôpital c'est-à-dire le 7 février, la

(1) *Recherches sur le pneumothorax,* Paris, 1841.
(2) *Clinique médicale. Leçons sur le pneumothorax.*
(3) *Leçons de clinique médicale.*
(4) Thèse de Paris 1886.

mort survint seulement le 20 mars ; la survie avait donc été de six semaines au moins.

Rilliet et Barthez vont même jusqu'à déclarer que le pneumothorax n'est pas fatalement mortel chez les tuberculeux ; ils l'ont vu guérir alors que la tuberculose était encore peu grave et laisser ensuite la maladie suivre sa destinée.

Chez l'adulte, les exemples ne manquent pas d'*hydropneumothorax* guéris spontanément : la fistule se ferme soit par l'intermédiaire de fausses membranes, soit simplement par le fait de la compression due à l'épanchement. Mais lorsque l'épanchement est purulent il serait téméraire de compter sur une terminaison de ce genre et la question d'une intervention chirurgicale se trouve posée : M. Bernheim en a excellemment donné les indications qui s'appliquent aussi bien au pneumothorax de l'enfant qu'à celui de l'adulte ; il repousse toute intervention quand le malade est arrivé au dernier stade de la tuberculose, que ses poumons sont criblés de cavernes, qu'il est miné par la fièvre hectique ; il la rejette également quand la phthisie suit une évolution aiguë et que tout présage un pronostic fatal à brève échéance, mais il la conseille dans les tuberculoses à évolution lente et stationnaire. Le traitement est alors le même que dans l'empyème simple ; il ne faut pas se presser d'opérer et il est bon d'attendre l'occlusion spontanée et éventuelle de la fistule ; toutefois si celle-ci tarde à se fermer, il faut intervenir lorsque l'état général commence à péricliter par le fait de l'épanchement.

Chez nos deux malades, nous n'avons pas cru cependant devoir intervenir activement : dans le second cas, l'épanchement purulent n'est apparu que tardivement, alors que l'enfant était déjà plongé dans la cachexie la plus profonde ; dans l'autre, l'épanchement était plus abondant, mais il existait un état de collapsus qui nous faisait redouter le traumatisme opératoire. L'autopsie a montré cependant que le poumon correspondant à l'épanchement était seul infecté de tubercules ; peut-être l'incision pleurale eût-elle prolongé de quelque temps l'existence du sujet ; nous nous croirions autorisé à la tenter si un cas semblable se présentait de nouveau à notre observation.

Le pyopneumotorax ou le simple pneumothorax ne sont pas en effet très fréquents dans l'enfance ; M. Sevestre (1) estime cependant qu'ils sont moins rares qu'on ne le pense généralement et que plus d'une fois on a dû en méconnaître l'existence en raison de l'obscurité des symptômes. Quoiqu'il en soit, Rilliet et Barthez n'en ont observé que 15 cas de toutes origines, dont 10 seulement chez des enfants âgés de moins de cinq ans ; d'après eux, les tubercules peuvent amener la perforation à tout âge, depuis deux ans jusqu'à 14 ans, mais ils ne donnent aucun chiffre indiquant la fréquence relative du pneumothorax vis-à-vis de la tuberculose pulmonaire infantile ; on sait d'ailleurs que chez l'adulte, les statistiques varient entre 1 et 10 p. 100 des cas ; le rapport entre les deux affections est donc loin d'être constant et défini.

(2) Pneumothorax chez un enfant de 22 mois, consécutif à une lésion probablement syphilitique du poumon. (*Revue mensuelle des maladies de l'enfance*, 1891).

DIXIÈME LEÇON

SUR UNE FORME PARTICULIÈRE DE TUBERCULOSE GANGLIONNAIRE PRIMITIVE

Sommaire : La loi de Louis n'est pas constamment applicable
à la tuberculose des enfants : il existe chez eux des détermi-
natios tuberculeuses primitives dans certains organes sans
que les poumons soient intéressés. Exemple de tuberculose
ganglionnaire systématisée . Symptômes et origine probable.

MESSIEURS,

Louis a autrefois posé en principe que dans l'âge adulte,
on n'observe de tubercules dans aucun organe, sans qu'il
y en ait dans le poumon. Il n'en est pas de même chez
l'enfant où les poumons peuvent être exempts de tubercules alors que d'autres organes sont le siège d'une localisation tuberculeuse, constituant un syndrôme clinique
bien défini, ayant sa symptomatologie propre et son indi-
vidualité anatomique. Ainsi la tuberculisation des ganglions mésentériques est quelquefois primitive, elle peut
exister indépendamment de toute ulcération intestinale et
ne s'accompagner d'aucune détermination tuberculeuse dans
d'autres organes. L'adénopathie trachéo-bronchique peut
aussi se présenter à l'état isolé et quoiqu'en ait dit
Parrot (1), les ganglions peuvent être pris sans que le

(1) Adénopathies similaires, *Soc. de biologie*, 1876, 28 octobre.

parenchyme pulmonaire soit intéressé, les bacilles tuberculeux le traversent sans le léser (1).

Enfin les ganglions superficiels peuvent être eux-mêmes le siège d'une tuberculose primitive : l'hypertrophie ganglionnaire simple est fortement soupçonnée aujourd'hui d'être le premier stade de l'évolution des bacilles dans le tissu des ganglions et les recherches de Kiener et de Poulet ont montré que l'adénite cervicale si fréquente chez les militaires n'est autre chose qu'une variété de l'infection tuberculeuse.

Le fait dont je voudrais vous entretenir aujourd'hui est un exemple d'une forme particulière de tuberculose qui a présenté ce caractère d'être presque exclusivement cantonnée dans les ganglions lymphatiques, les viscères étant restés indemnes, sauf la présence constatée à l'autopsie de quelques granulations miliaires, évidemment de date récente, dans l'un des poumons.

Il s'agit d'un petit garçon de 8 ans, de constitution chétive, né d'un père phtisique et atteint de mal de Pott depuis l'âge de deux ans, qui fut pris en 1891 d'une tuméfaction considérable des ganglions du cou et de l'angle de la mâchoire des deux côtés pour laquelle il fut traité quelque temps à la Maison de secours d'où il sortit non guéri. Il entra à l'hôpital civil en même temps que ses deux frères le 6 janvier 1892 pour une coqueluche, mais au bout de six semaines son état s'était considérablement aggravé, l'amaigrissement était devenu énorme ; on cons-

(1) V. Expériences de Cornet, *Centralblatt f. chirurg.* n° 29, p. 7, 1889.

tatait un chapelet de ganglions tuméfiés autour de la mâchoire et le long du cou, les plus gros affectant presque le volume d'un œuf de poule ; un œdème énorme de la joue droite centré par une plaque bleuâtre avec amincissement des téguments et au point correspondant de la muqueuse jugale, une ulcération putrilagineuse noirâtre, fétide, du diamètre d'une pièce de cinq francs. La toux était quinteuse, mais sans reprises nettes ; la respiration un peu soufflée dans la fosse sus-épineuse gauche ; à la base du poumon droit il existait des râles sous-crépitants fins ; enfin on constatait dans la région dorso-lombaire la déformation caractéristique d'un mal de Pott.

La mort survint le 26 février et l'autopsie montra, outre les lésions d'un mal de Pott *guéri* et d'une gangrène de la bouche, les lésions suivantes : Il existait des deux côtés de la région abdominale une chaîne de ganglions longeant le bord interne des muscles psoas et se continuant le long de la colonne vertébrale. Ces ganglions étaient pour la plupart caséeux et ramollis ; leur volume variait d'une noisette à une grosse noix, ils étaient plus tuméfiés du côté gauche que du côté droit. Les ganglions mésenlériques étaient augmentés de volume, agglomérés par gros paquets et caséeux. Les ganglions bronchiques présentaient des lésions semblables, ceux du côté droit étaient plus volumineux, leur volume variait entre un gros pois et un œuf de pigeon. Enfin les ganglions du cou offraient, eux aussi, les signes d'une tuberculose avancée.

La rate était volumineuse, mesurant 9 centimètres de long sur 6 de large, elle ne renfermait pas de tubercules ; le foie et les reins étaient d'aspect normal.

Le poumon droit présentait un emphysème considérable du lobe supérieur, une congestion intense des lobes inférieurs ; il ne contenait pas de tubercules. Le poumon gauche montrait au sommet *quelques rares tubercules crus* ; le lobe inférieur était simplement congestionné.

Cette observation mérite d'être rapprochée des faits décrits tout récemment par Lesage et Pascal (1) chez les enfants du premier âge sous le nom de *tuberculose du système lymphatique* :

Un enfant avant le sevrage maigrit et se cachectise, cependant l'appétit est conservé et plutôt même exagéré ; le lait est digéré ; il n'y a ni vomissements, ni diarrhée, ni troubles digestifs ; l'examen des viscères, poumons, foie, rate, reste absolument négatif ; par contre dans les aisselles, dans les aînes, le long du cou, on rencontre de petits ganglions durs plus ou moins nombreux, roulant sous le doigt et absolument indolores. La mort survient par suite d'une cachexie progressive sans que les petits malades aient présenté de fièvre ni de complications thoraciques, abdominales ou cérébrales, d'autres fois il se produit une méningite tuberculeuse rapidement mortelle. A l'autopsie, on trouve des lésions semblables à celles de la tuberculose ganglionnaire secondaire : les ganglions sont augmentés de volume, ils renferment des tubercules et des bacilles de Koch, mais jamais on n'observe de cavernes ganglionnaires, ni de calcification de ganglions. Cette adénopathie n'est pas limitée aux ganglions superficiels, la même lésion

(1) *Arch. générales de médecine*, 1893, n° 3, p. 270.

existé dans les ganglions bronchiques, mésentériques et dans ceux de la chaîne lombaire.

Quant à la porte d'entrée du bacille tuberculeux, elle est généralement impossible à découvrir. Dans certains cas, l'affection ganglionnaire étant limitée aux aînes, on peut admettre qu'elle a eu pour origine les érythèmes fessiers si fréquents à cette période de la vie ; la lésion pourrait ensuite prendre une marche ascendante et envahir successivement les autres ganglions de l'économie. Dans un cas, Lesage se croit autorisé à admettre une origine congénitale : les bacilles transportés par l'artère ombilicale auraient gagné l'artère épigastrique et de là la vessie.

Un fait, dû à l'observation de Guinon (1), prouve que cette affection n'est pas l'apanage exclusif du jeune âge : il s'agit d'une petite fille de onze ans qui succomba à la suite d'une méningite tuberculeuse et chez laquelle l'autopsie révéla les lésions suivantes : les ganglions bronchiques n'étaient ni hypertrophiés, ni indurés ; le long de la carotide gauche, en arrière du cartilage thyroïde, il existait un ganglion gros comme une amande, absolument transformé en matière caséeuse ; du côté droit, se voyaient deux ou trois ganglions pâles, durs, dont la coupe était uniformément blanc-jaunâtre. Les ganglions axillaires ne présentaient rien d'appréciable;, les ganglions sacrés, durs, non augmentés de volume ne montraient pas de modifications apparentes à l'œil nu ; les ganglions méscutériques étaient durs et carnifiés comme s'ils subissaient déjà un

(1) *Revue mensuelle des maladies de l'enfance*, juin 1893.

commencement d'infiltration. Quant aux viscères, les poumons étaient sains, le foie et les reins contenaient quelques granulations, la rate présentait quelques gros tubercules. Ces lésions des organes étaient sans aucun doute, beaucoup plus récentes que les lésions des ganglions lymphatiques.

Ainsi la tuberculose peut se localiser primitivement dans les ganglions lymphatiques ; les adénopathies qui en résultent peuvent rester longtemps stationnaires ou bien elles déterminent la mort par elles-mêmes ou par le fait de déterminations viscérales ultérieures. Legroux (1) va même jusqu'à penser que toute infection tuberculeuse chez l'enfant est précédée d'une imprégnation ganglionnaire qui parfois s'éteint sur place mais le plus souvent entraîne la pénétration dans l'organisme du bacille tuberculeux.

Quoiqu'il en soit chez notre malade il est certain que les lésions ganglionnairesont été primitives et antérieures de beaucoup aux tubercules pulmonaires. On constatait à peine quelques granulations demi-transparentes dans le lobe supérieur du poumon gauche, tandis que les ganglions lymphatiques étaient considérablement hypertrophiés, caséeux pour la plupart, et par places, en voie de ramollissement. Reste à déterminer quelle a été l'origine de l'infection tuberculeuse, la porte d'entrée du bacille tuberculeux dans le système lymphatique.

Dans certains cas de tuberculisation ganglionnaire avec

______

(1) *Congrès de la tuberculose*, 1893.

participation viscérale, on a pu iuvoquer une inoculation accidentelle par l'intermédiaire d'une dénudation du
derme due à un impétigo ou à un eczéma suintant, affections très communes dans l'enfance ; on sait, d'autre part,
que les ganglions mésentériques du cobaye peuvent être
infectés expérimentalement par l'ingestion de bacilles tuberculeux, sans qu'il se produise de lésions appréciables
de la muqueuse intestinale ; mais ici, l'existence antérieure d'une carie vertébrale et la distribution des ganglions malades semblent indiquer une tout autre origine.
Je croirais volontiers, qu'à un moment quelconque de l'évolution du mal de Polt, il a dû se produire quelques traînées
purulentes le long des muscles psoas suivant la direction
affectée d'ordinaire par les abcès par congestion, puis
que consécutivement, malgré l'arrêt subi par la lésion vertébrale, les ganglions lymphatiques ont été néanmoins
infectés par les bacilles contenus dans le pus et que de là
la lésion a pu gagner de proche en proche en suivant
une marche ascendante, les ganglions sus-jacents : la
lésion était, en effet, plus ancienne dans la région
abdominale où les ganglions étaient caséeux et déjà
ramollis, qu'au niveau des ganglions du cou et de la région
trachéo-bronchique ; l'hypothèse paraît donc rendre assez
bien compte des lésions anatomiques observées.

(1) Verchère : *Thèse de Paris*, 1884.
(2) *Annales de l'Institut Pasteur*, 1890.

ONZIÈME LEÇON

POLYADÉNITE PÉRIPHÉRIQUE DANS LA TUBERCULOSE INFANTILE

Sommaire : Historique. — Description. — Exemples de polyadénite superficielle en dehors de l'infection tuberculeuse. — Valeur seméiologique : elle n'est pas un symptôme pathognomonique, mais toutes causes d'erreur évitées, elle constitue quand elle est jointe à d'autres symptômes, une présomption en faveur du diagnostic de la tuberculose chez les enfants.

Messieurs,

Les observations que je vous ai présentées dans notre dernière conférence sont des exemples de tuberculisation *primitive* du système lymphatique : les viscères sont respectés ou ne sont envahis qu'à la phase ultime de l'affection. Aujourd'hui nous nous occuperons de cette forme de tuberculose ganglionnaire *secondaire* qu'on a désignée sous les noms de polyadénite périphérique tuberculeuse ou de micropolyadénopathie de l'enfance et nous essayerons d'en dégager la nature et la signification diagnostique. Depuis quelques années, en effet, l'attention des chirurgiens a été appelée sur la fréquence chez les enfants tuberculeux, de petits ganglions indurés, siégeant principalement le long du cou, aux aines et aux aisselles et que certains auteurs ont considérés comme un signe clinique de l'infection tuberculeuse : Hutinel (1) d'abord, puis Legroux (2) ont défendu cette manière de voir et tout récemment, Mirinescu (3), étudiant la structure de ces ganglions y a trouvé des follicules tuberculeux et des bacilles de Koch, mettant ainsi hors de doute leur nature tuberculeuse. Nous avons, nous-même, examiné au même point de vue un certain nombre d'enfants atteints d'affections diverses ; dans deux cas de tuberculose nous avons pu déceler dans les ganglions du cou le bacille caractéristique, mais néanmoins la valeur seméiologique de la polyadénopathie périphérique nous a paru mériter certaines restrictions.

Tout d'abord, en quoi consiste cette lésion ? Le plus souvent, ce sont de petits ganglions durs, indolores, roulant sous le doigt, nullement adhérents à la peau ni aux parties sous-jacentes ; ils siègent d'ordinaire sur les parties latérales du cou où ils forment de minces chaînettes, en arrière des sterno-mastoïdiens ; on les rencontre également à la nuque, sous les maxillaires inférieurs, aux aînes et aux aisselles, Leur volume varie entre un grain de millet et un pois ; parfois ils prennent des dimensions plus considérables ; chez un enfant de deux ans que vous avez pu observer au service il existait de petits chapelets ganglionnaires dans les aisselles, dans les plis inguinaux, de chaque côté du cou, et on voyait en outre, au-dessous

(1) Cité par Mirinescu.
(2) Congrès de la tuberculose, 1888 et 1893.
(3) Thèse de Paris, 1890, et *Revue mensuelle des maladies de l'enfance*, 1893.

du maxillaire inférieur, deux ganglions volumineux atteignant presque les dimensions d'un œuf de pigeon ; chez un autre, à côté d'une série de petits ganglions à la base du cou, on constatait un ganglion du volume d'une noisette du côté gauche du cou et un autre des dimensions d'une amande au devant de l'oreille gauche.

Ces adénites ne sont pas la conséquence de lésions traumatiques ou inflammatoires de la peau ; elle existent en dehors de toute affection du territoire lymphatique aboutissant aux ganglions malades ; elles sont de cause générale et non locale ; de plus elles ont pour caractère de rester stationnaires pendant toute la durée de la maladie et d'ordinaire elles ne subissent aucune modification ni dans leur volume ni dans leur consistance ; parfois cependant nous avons vu certains groupes ganglionnaires s'hypertrophier et acquérir un volume assez considérable.

Ces lésions paraissent être très fréquentes dans la tuberculose infantile : Mirinescu en a réuni 16 exemples parmi lesquels 15 fois la nature tuberculeuse des lésions ganglionnaires a été reconnue par l'examen microscopique et l'inoculation aux animaux.

Pour notre part, nous avons trouvé l'hypertrophie ganglionnaire toutes les fois que nous l'avons recherchée ; nous l'avons vue parfois généralisée, d'autres fois localisée seulement à la région du cou et nous l'avons constatée non seulement dans la seconde enfance, mais aussi chez des enfants très jeunes, fait qui a son importance en raison des difficultés du diagnostic de la tuberculose dans le jeune âge.

8

Mais est-ce à dire qu'il y ait là un symptôme patho-gnomonique et doit-on déclarer tuberculeux tout enfant porteur de ces adénopathies périphériques ? Legroux cite à ce propos un fait intéressant : il s'agit d'un enfant gros et de bonne apparence qui présentait cette polyadéno-pathie ; il obtint néanmoins le deuxième prix à un concours de bébés, mais quelques mois plus tard il mourait tuber-culeux. Pour Mirinescu un enfant qui présente des signes vagues de tuberculose est le plus souvent un tuberculeux quand il a des adénites périphériques et qu'aucune lésion des organes dont les lymphatiques aboutissent à ces gan-glions ne peut les expliquer. Aviragnet (1) estime que la polyadénite superficielle généralisée jointe à l'hypertrophie du foie et de la rate, au facies spécial des malades et à un amaigrissement excessif, suffisent à établir le diagnostic de tuberculose diffuse.

Sans nier le rapport incontestable qui existe entre cette lésion ganglionnaire et la tuberculose, je crois que l'im-portance clinique de la première a peut-être été quelque peu exagérée. Vous vous rappelez sans doute cet enfant de 4 ans qui était couché récemment au numéro 4 bis de la salle 7 ; son facies pâle, son état chétif et misérable, des pléiades de petits ganglions indurés au cou, aux aînes et aux aisselles pouvaient, malgré l'absence de signes phy-siques du côté du thorax, faire songer à une tuberculose ; or il s'agissait chez lui d'une syphilis constitutionnelle qui guérit rapidement.

(1) *Loc. cit.*

Nous avions l'an dernier au service une petite fille de 16 mois, nourrie au biberon, amaigrie et très pâle, présentant de chaque côté du cou des chapelets de fins ganglions et toussant habituellement presque depuis sa naissance. Sa mère toussait et crachait, une de ses sœurs avait succombé à l'âge de quatre ans à la suite d'une bronchite (?) ; elle-même présentait une respiration légèrement renforcée dans l'espace interscapulaire et nous la croyions affectée de tuberculose adénobronchique, quand trois mois plus tard elle fut emportée par une rougeole et l'autopsie ne montra aucune trace de tubercules ni dans les poumons ni dans les ganglions. La tuméfaction des ganglions du cou était dûe à un impetigo du cuir chevelu guéri lors de l'entrée de l'enfant à l'hôpital et auquel elle avait survécu.

Beaucoup d'enfants élevés dans de mauvaises conditions d'hygiène présentent aussi des adénites périphériques ; nous en avons observé chez des rachitiques, dans la rougeole, dans la coqueluche, dans la fièvre typhoïde. Legroux pense que ces tuméfactions ganglionnaires attribuées généralement au lymphatisme sont en réalité le cachet d'une infection tuberculeuse véritable et qu'elles sont le résultat d'une détermination primitive du bacille de Koch. Cette opinion est certainement trop absolue et il n'est pas douteux que les enfants lymphatiques puissent présenter en dehors de toute inoculation tuberculeuse des lésions de ce genre. Cela est si vrai qu'on a chercher à les différencier de la polyadénite tuberculeuse vraie (1) :

(1) **Mirinescu**, *loc. cit.*

chez les lymphatiques les adénites seraient plus petites, surtout dans les aînes et dans les aisselles où elles se perdent dans une atmosphère de graisse ; elles seraient plus volumineuses aux mâchoires à cause des fréquents maux de gorge auxquels sont exposés les lymphatiques. La polyadénite tuberculeuse s'observerait surtout chez les enfants maigres tandis que les lymphatiques présenteraient d'ordinaire un certain embonpoint ; enfin la polyadénite tuberculeuse serait précoce, s'observant chez des enfants de 13 à 15 mois, fait rare chez les enfants lymphatiques. Ces différences, vous le voyez, sont peu caractéristiques et le diagnostic différentiel de la polyadénite tuberculeuse reste entouré de nombreuses obscurités.

Le problème se complique encore quand, à côté de la tuberculose supposée, il existe des lésions cutanées. S'agit-il alors d'une simple inflammation ganglionnaire ou d'une polyadénite tuberculeuse ? Un enfant d'un an, né d'un père tuberculeux, entre à la clinique le 20 novembre 1892 dans un état d'amaigrissement excessif, toussant depuis plusieurs mois et présentant au-dessous de l'angle des deux mâchoires des ganglions hypertrophiés du volume d'une noisette. On constate une légère diminution de la sonorité sous la clavicule droite, le murmure vésiculaire est net à ce niveau mais en arrière dans la fosse sus-épineuse correspondante la respiration est franchement soufflée. De plus il existe des chapelets de petits ganglions pisiformes le long du cou, dans les aisselles, surtout du côté gauche et enfin aux aînes, mais le cuir chevelu présente de nombreuses excoriations, le dos et les fesses sont le siège de petites ulcérations, on constate à l'anus une fistule borgne externe, et un onyxis du médius gauche. A l'autopsie, il existait une infiltration tuberculeuse du lobe supérieur du poumon droit, une dégénérescence caséeuse des ganglions mesentériques et bronchiques ; les ganglions du cou examinés étaient infiltrés de tubercules. Ainsi dans cette observation il existait une tuberculose ganglionnaire périphérique qui en l'absence de lésions pulmonaires bien marquées eût été facilement méconnue et considérée comme une adénite inflammatoire vulgaire consécutive à une infection des lymphatiques cutanés.

Ainsi en résumé, les sujets lymphatiques, les impétigineux, les syphilitiques peuvent présenter des hypertrophies ganglionnaires semblables à la polyadénite tuberculeuse ; bien plus ces adénopathies peuvent survivre plus ou moins longtemps à la lésion initiale guérie et enfin dans certains cas la polyadénite tuberculeuse peut être mise au compte d'une affection cutanée concomitante et perdre ainsi sa signification clinique. Il est certain cependant que les lésions que je viens de vous décrire accompagnent d'ordinaire la tuberculose de l'enfance et que leur constatation peut dans une certaine mesure aider à établir le diagnostic de la maladie ; on peut dire que tout enfant qui n'est ni strumeux ni syphilitique et qui présente à côté de symptômes généraux et locaux plus ou moins caractérisés pouvant faire penser à la tuberculose, une polyadénite superficielle, alors que les régions dont les lymphatiques aboutissent aux ganglions lésés, n'ont été et ne sont pas actuellement le siège d'une inflammation quelconque, cet enfant, dis-je, a toutes les chances de mourir tuberculeux. Donc la polyadénite superficielle n'a rien de pathognomonique mais quand elle est associée à d'autres symptômes elle prend une valeur diagnostique réelle à laquelle d'ailleurs nous ne manquons jamais de faire appel dans les cas indécis.

DOUZIÈME LEÇON

DE LA TUBERCULISATION DES OS DU CRANE

Sommaire : Observation de tuberculose des os du crâne non
perforante. — Historique de l'affection. — Etiologie : âge,
causes de la localisation tuberculeuse sur la voûte crânienne.
— Tableau clinique. — Diagnostic différentiel avec l'ostéite
syphilitique. — Terminaison par guérison spontanée ou à la
suite de l'intervention opératoire.

Messieurs,

Nous avons en ce moment au service, couchée au
numéro 11 de la salle 7, une petite fille de six ans, qui
est entrée à l'hôpital au mois de décembre dernier, pour
une affection singulière de la voûte du crâne, sur laquelle, à cette époque déjà, j'ai attiré votre attention.
L'enfant présentait en effet, au niveau de la partie supérieure gauche de l'os frontal, une ulcération arrondie,
comme taillée à l'emporte-pièce, mesurant environ le diamètre d'une pièce de 5 francs, à bords légèrement saillants
et dont le fond était constitué par l'os lui-même, dénudé,
rugueux, un peu irrégulier à la surface et recouvert par
places, d'un tissu fongueux gris-rosé. Cet os ne présentait ni ostéophytes ni hyperostoses, et le bourrelet sail-
lant périphérique était constitué exclusivement par les
parties molles tuméfiées. A un centimètre en arrière de

cette première ulcération, et toujours sur le frontal, il en existait une seconde de même caractère mais plus petite, de la dimension d'une pièce de 0 50 centimes, séparée de la première par un lambeau cutané décollé, de sorte que les deux ulcérations n'en formaient en réalité qu'une seule ; le fond de cette deuxième ulcération était couvert de fongosités, en avant seulement, l'os était à nu et cette dénudation faisait suite à la lésion osseuse décrite précédemment. Une troisième ulcération, également arrondie, de la dimension d'une pièce d'un franc, existait à l'angle du pariétal gauche, enfin on en constatait une dernière vers la moitié supérieure gauche de l'écaille de l'occipital ; celle-ci était déjà en partie cicatrisée : sur un point seulement le stylet rencontrait une surface osseuse dénudée. Actuellement, après huit mois de traitement, sans intervention chirurgicale et sans élimination d'aucun séquestre osseux, les deux ulcérations antérieures confondues en une seule, sont en voie de cicatrisation, leur diamètre est sensiblement diminué, l'os est partout recouvert d'une couche de bourgeons charnus de bonne apparence, nulle part le stylet ne rencontre plus de surface osseuse dénudée, quant aux deux ulcérations postérieures, elles sont complètement guéries et on constate à leur niveau une cicatrice déprimée, fortement adhérente à la voûte crânienne.

A quelle affection avons-nous eu affaire ? Les inflammations chroniques du crâne se rapportent en majeure partie, vous le savez, à la syphilis, parfois aussi il se développe des périostites suppurées, à la suite de trau-

matismes ou même spontanément et sans cause appréciable, périostites qui peuvent guérir avec ou sans
nécrose superficielle. Ici les antécédents et l'état général
de notre malade ne pouvaient laisser longtemps le diagnostic en suspens et démontraient clairement qu'il s'agissait d'une tout autre affection. Le père de l'enfant était
mort il y a quatre ans d'un mal de Pott avec abcès par
congestion ; de ses trois frères et sœurs, l'un était mort à
six semaines d'une fluxion de poitrine (?), un autre à neuf
ans de convulsions, le troisième à treize mois d'une granulie ; notre malade, seule survivante, toussait depuis
l'âge de trois ans et présentait depuis la même époque
un mal de Pott siégeant à la partie supérieure de la région
dorsale ; de plus on constatait chez elle de nombreuses
cicatrices scrofulo-tuberculeuses au-devant des oreilles,
au-dessous du maxillaire inférieur et à la partie supérieure
du cou, une gomme tuberculeuse à la partie supérieure du
bras gauche, une ostéo-périostite tuberculeuse du condyle
interne de l'humérus droit, enfin des craquements humides
sous la clavicule gauche et des râles sous crépitants dans
les fosses sus et sous-épineuses droites, indices évidents
d'une tuberculisation pulmonaire.

Il s'agissait donc bien certainement d'une tuberculose
des os de la voûte du crâne, affection très peu connue
jusque dans ces dernières années, mais dont il existe
aujourd'hui un assez grand nombre d'observations qui se
présentent avec des traits suffisamment constants pour
mériter à la maladie une description particulière au milieu du tableau classique de la tuberculose osseuse.

Contour (1) le premier a relaté l'histoire d'un enfant de neuf ans, affecté d'ulcérations des os du crâne avec fistules en plusieurs points, qui fut pris de collapsus général, puis de coma et succomba. On trouva à l'autopsie un épanchement séreux considérable dans les ventricules du cerveau, une infiltration séreuse de la pie-mère, un ramollissement des parties centrales de l'encéphale, une rupture du septum lucidum, enfin tous les caractères de l'apoplexie séreuse. L'os frontal présentait à droite une ulcération tuberculeuse qui avait amené la formation d'un sequestre mobile ; il existait sur le pariétal gauche une ulcération analogue, mais moins avancée et enfin le frontal offrait à gauche une sorte de cicatrice formée de fibres radiées et convergeant les unes vers les autres. On voyait encore sur la dure-mère une masse tuberculeuse répondant à un enfoncement de la surface interne du crâne ; le cervelet présentait une masse considérable (caséeuse ?) à la partie postérieure du lobe droit.

Au dire de Rilliet et Barthez, on doit à Laennec (2) l'observation d'un enfant chez lequel il existait pendant la vie, au milieu de la région temporale, un ulcère profond, donnant lieu à un écoulement de pus fétide : à l'autopsie on constata une altération tuberculeuse des os.

Viennent ensuite les faits de Ried d'Erlangen (3), de Volkmann (4), de Kraske (5), puis la thèse inaugurale

(1) *Bull. de la Soc. anatomique*, 1841, p. 140.
(2) In tome II, p. 528 (?).
(3) Ried, *Med. correspond. Baier. Aertzte* 1843, Nᵒˢ 33 et 43. *Ann. de la chir. fr. et étrang.*, 1843.
(4) Volkmann, *Centralblatt für chirurg.* 1880, nᵒ 1, p. 3.
(5) Kraske, *Centralblatt f. chir.* 1880, nᵒ 9.

de Coupard (1), les mémoires de Poulet (2) et de Gangolphe (3) ; ajoutez à cette liste quelques observations dues à Israel (4), à Kümmel (5), à Gilbert Barling (6), etc., vous aurez passé en revue les principaux auteurs qui et ont écrit sur la question.

La tuberculose des os du crâne est en effet peu commune, bien qu'elle soit en réalité moins rare qu'on ne le pense généralement. Si Nélaton n'en parle pas, Volkmann a pu en réunir sept exemples, Israel quatre, Poulet deux, sans parler de quatre pièces trouvées au musée du Val-de-Grâce et qui pour lui se rapportent certainement à la tuberculisation crânienne.

C'est une maladie de tous les âges : Gangolphe en fait l'apanage de l'enfance et de la jeunesse, mais Coupard constate qu'elle est plus fréquente dans l'âge adulte : sur dix faits rassemblés par lui, deux fois seulement il s'agissait de sujets âgés de moins de cinq ans, une fois d'un enfant de quatorze ans, six fois les malades étaient âgés de 17 à 27 ans, une fois de 42 ans. Dans l'enfance on l'observe indifféremment à toutes les périodes : Ried l'a vue chez un enfant de 22 mois ; Chavasse (7) chez un enfant d'un an et demi ; le fait de Gangolphe se rapporte à une fillette de 4 ans et demi ; dans une observation de

(1) Coupard, *Th. de Paris*, 1882.
(2) Poulet, *Bull. Soc. chirurg.* 1884.
(3) Gangolphe, *Soc. des Sc. méd. de Lyon*, 1887.
(4) Israel, *Deutsche med. Wochenschrift*, 1886, p. 85.
(5) Kümmel, *Deutsche med. Woch.* 1887, n° 37, p. 807.
(6) Barling, *Lancet* 1888, 31 mars.
(7) Cité par Barling.

Volkmann, le malade était âgé de 5 ans, dans la nôtre, de 6 ans.

Il est tout-à-fait exceptionnel que la tuberculose crânienne soit la manifestation initiale et unique de l'infection bacillaire de l'organisme ; le plus souvent elle accompagne des lésions de même nature de différents organes. Chez notre malade, il existe, outre la lésion crânienne, un mal de Pott dorsal, des scrofulides guéries du cou et de la face, une gomme tuberculeuse au bras gauche, une carie de l'humérus droit et une tuberculose pulmonaire commençante. La malade de Chavasse présentait une carie vertébrale ; celle de Gangolphe une coxalgie suppurée à droite, un spina ventosa du cinquième métacarpien droit, une gomme scrofuleuse palpébrale, une adénite cervicale ; celle de Barling une lésion strumeuse (sic) du coude droit et de l'articulation metatarso-phalangienne du gros orteil gauche. Dans le cas de Ried, que je vous citais tout-à-l'heure, on trouvait réunies des lésions tuberculeuses de presque tout le squelette : il existait des foyers tuberculeux aux os malaires, aux deux épiphyses inférieures de l'humérus, aux deux extrémités des deux cubitus, aux deux radius, aux troisième et cinquième métacarpiens de la main droite, au quatrième métacarpien de la main gauche.

Ces exemples, pris au hasard, vous prouvent que la tuberculisation des os du crâne n'est qu'une des formes de la tuberculose osseuse et un épisode de l'infection tuberculeuse ; cependant il faut ajouter qu'ici, comme dans les autres tuberculoses locales, si parfois le poumon se tuberculise secondairement, d'autres fois la lésion évolue et guérit sans qu'il apparaisse jamais de signes de phthisie pulmonaire.

Y a-t-il maintenant des causes spéciales qui appellent la détermination tuberculeuse sur la voûte crânienne ? Coupard le nie : dans aucune observation il n'a relevé de traumatisme ni d'action prédisposante locale ; l'affection lui paraît toute spontanée. Cependant Israel rapporte un fait où l'affection s'est développée trois mois après une chute sur la tête avec fracture compliquée de la voûte ; il ne doute pas qu'ici le traumatisme ait ouvert la porte aux bacilles tuberculeux, car sur six foyers crâniens, cinq se trouvaient siéger au voisinage de la lésion. Rien de semblable n'est signalé dans les autres observations et nous pensons que cette infection directe doit être considérée comme exceptionnelle.

Cliniquement, l'affection débute souvent par des douleurs très vives, diffuses ou circonscrites, auxquelles succèdent un ou plusieurs abcès rapidement fluctuants et animés parfois, comme dans le cas de Volkmann, de pulsations isochrones à la respiration, signe d'une perforation complète des os du crâne à ce niveau. L'abcès incisé montre une paroi fongueuse et donne issue à un pus très fluide, grumeleux et renfermant ou non un sequestre arrondi formé de la totalité de l'épaisseur de la paroi osseuse.

Ces lésions sont souvent multiples, elles siègent de préférence sur les frontaux et les pariétaux, l'affection tuberculeuse n'affecte qu'exceptionnellement la base du crâne. Cependant Israël a noté une large perforation immédiatement en arrière du trou occipital ; chez notre petite malade il existe également une ulcération tuberculeuse au niveau de la partie latérale gauche de l'écaille de cet os (1).

Le fait caractéristique de la tuberculose crânienne consiste dans la formation d'un séquestre, son élimination et la perforation consécutive de la voûte crânienne. Cependant, on a noté des nécroses tuberculeuses non pénétrantes, Kœnig (2) a même décrit une tuberculose infiltrée progressive. Dans notre cas il ne s'est pas produit de séquestre, mais il n'en est pas moins que le terme de tuberculose perforante donné par Volkmann à l'affection qui nous occupe, représente très exactement l'évolution de la maladie dans la plupart des cas.

La formation du séquestre reconnaît pour cause la présence d'un noyau tuberculeux dans un point de la paroi osseuse ; sous son influence, il se déclare un travail d'ostéite raréfiante qui crée un séquestre arrondi, l'isole des régions voisines par un sillon périphérique ; le séquestre infiltré de matière tuberculeuse ne tarde pas à se mobiliser, tantôt il est détruit par la suppuration et éliminé sous forme parcellaire, tantôt il constitue une rondelle qui est éliminée en bloc. Notons que ce travail nécrosique n'amène jamais de réaction du côté du reste de l'os ; il n'y a ni bourrelet osseux, ni ostéophytes, ni ostéite de voi-

(1) Voir aussi Bilton Pollard, Soc. de Path. de Londres, 1887.
(2) *Traité de Path. Chirurg.* 1888, t. I, p. 184.

sinage ; à quelques millimètres de la perforation l'os est aussi sain et aussi uni que dans les conditions ordinaires.

Ces séquestres ont un aspect particulier, ils sont irréguliers, poreux et raréfiés ; les alvéoles sont remplies de matière caséeuse qui bouche tous les vides et donne à l'os une couleur uniforme blanc jaunâtre ou jaune soufre.

Vous le voyez, le processus de la tuberculisation crânienne diffère essentiellement de celui de l'ostéite syphilitique ; ici les perforations sont étroites, la surface irrégulière, ostéophytique, le tissu éburné, dur, épaissi ; le crâne tuberculeux est au contraire uni, lisse, et présente des perforations comme produites par un emporte-pièce sans qu'à la périphérie on constate aucune altération.

La perforation qui succède à l'élimination du séquestre est généralement de forme arrondie ou ovalaire, parfois elle se présente sous l'aspect d'un quadrilatère dont les angles seraient émoussés, ses dimensions varient de quelques millimètres à cinq ou six centimètres de diamètre. Les bords sont taillés en biseau aux dépens de la table interne de l'os qui est largement détruite et en grande partie remplacée par un détritus caséeux. Le fond est constitué par la dure-mère épaisse et fongueuse, couverte de granulations tuberculeuses et parfois corrodée par le pus. Quand la perforation est large, les mouvements de pulsation du cerveau peuvent être sentis au fond de la plaie, parfois aussi on voit du pus s'échapper par saccades du fond de la perte de substance ; en effet la dure-mère est souvent décollée et il existe un abcès profond entre cette membrane et la lame vitrée.

La recherche des bacilles tuberculeux dans le pus des ulcérations nous a donné chez notre malade, malgré le grand nombre de nos préparations, un résultat absolument négatif. Il y a là cependant un élément de diagnostic important : Spencer (1) dit avoir vu à la clinique de Volkmann une malade atteinte de lésions osseuses du crâne très analogues à celle de la syphilis et chez laquelle la présence de bacilles de Koch fit cesser toute hésitation et décida en faveur d'une tuberculose crânienne.

Parmi les complications possibles, Gangolphe cite la compression cérébrale caractérisée par la perte de connaissance, les convulsions, le strabisme, les paralysies limitées et causée par des collections purulentes logées entre le crâne et la dure-mère ; mais ces faits sont absolument exceptionnels.

L'affection peut guérir spontanément : Dans le fait de Contour, il existait à la partie gauche de l'os frontal une sorte de cicatrice formée de fibres radiées et convergeant les unes vers les autres ; chez notre malade, les ulcérations sont également en voie de cicatrisation, mais le plus souvent ce résultat n'est obtenu que grâce à une intervention chirurgicale qui consiste à ouvrir largement les abcès, à extraire les parties osseuses nécrosées, enfin à curetter les foyers tuberculeux dure-mériens sous-jacents.

Dans le cas particulier, la lésion a comme vous l'avez vu, une tendance manifeste à guérir spontanément et

(1) Soc. de Path. de Londres, 1887.

d'ailleurs l'état des poumons ne pouvait encourager aucune tentative opératoire. Il faut se rappeler en effet que ces malades sont des tuberculeux avérés chez lesquels la lésion crânienne n'est qu'une localisation spéciale de l'infection, précédée le plus souvent d'autres altérations de même nature et pouvant être suivie de lésions tuberculeuses des viscères et du squelette capables d'amener un danger immédiat.

Mais, par contre, il est des cas où la guérison définitive a pu être obtenue ; Volkmann en cite plusieurs exemples, mais le plus intéressant est dû à Israël : son malade guérit après 7 années de traitement et après avoir subi 35 opérations. Que faut-il admirer davantage ici, ou la résignation du malade, ou l'habileté du chirurgien ?

TREIZIÈME LEÇON

DES TUBERCULES CÉRÉBRAUX CHEZ LES ENFANTS

Sommaire : Les tubercules cérébraux peuvent exister à l'état latent, mais d'ordinaire ils se manifestent par des symptômes qui sont ceux des tumeurs cérébrales en général. Ils peuvent débuter en pleine santé apparente ou dans le cours d'une tuberculose viscérale. — Symptômes initiaux. — Période d'état. Diagnostic de la tumeur et de son siège.—Diagnostic différentiel avec les autres tumeurs, avec la méningite tuberculeuse. — Terminaison et pronostic.

Messieurs,

Bien que les tubercules cérébraux ne se différencient guère par leurs symptômes des autres néoplasmes encéphaliques, leur fréquence relative chez les enfants suffirait seule à leur mériter une description particulière, si d'autre part je n'avais jugé utile de replacer sous vos yeux dans un court tableau d'ensemble, les quelques faits de ce genre que vous avez observés à cette clinique et qui se recommandent à votre attention par la variété de leurs manifestations, de leur mode de début et de leur terminaison.

Vous savez déjà que les tubercules cérébraux peuvent demeurer latents et passer inaperçus pendant un temps quelquefois très long. On a vu des autopsies d'enfants révéler l'existence de tumeurs volumineuses qui étaient demeurées absolument silencieuses pendant la vie ou qui ne s'étaient traduites que par quelques symptômes ultimes précédant de peu de jours l'agonie. Steiner, en particulier, a signalé trois observations de tubercules cérébraux latents mesurant les dimensions d'un œuf de poule et siégeant à la périphérie des hémisphères. Le même fait s'observe à fortiori dans les cas où les tumeurs sont de moindre volume. C'est ainsi que chez un enfant de 16 mois, mort au service d'une méningite tuberculeuse, il existait d'un côté, un tubercule du volume d'un pois à la surface du corps strié ; chez une fillette de 8 ans, atteinte de tuberculose pulmonaire subaiguë, il survint dans les huit derniers jours de la vie un coma progressif sans céphalalgie, ni paralysie, ni convulsions : l'autopsie montra, outre l'existence d'une méningite tuberculeuse avec hydrocéphalie considérable, une masse tuberculeuse du volume d'une grosse noisette siégeant à la partie inférieure du lobe droit du cervelet et évidemment antérieure de beaucoup aux premiers symptômes de l'affection encéphalique.

Ces faits s'expliquent aisément par ce double motif que les tumeurs peuvent rester complètement en dehors des centres cérébraux importants pour se cantonner dans une région pour ainsi dire indifférente du cerveau et surtout que leur évolution est parfois très lente et presque insensible, de telle sorte que le cerveau s'accoutume progressivement à leur présence et ne réagit que dans le cas d'un accroissement plus rapide de la tumeur ou d'une lésion de voisinage de la pulpe cérébrale elle-même.

D'ordinaire, cependant, les gros tubercules du cerveau ne restent pas indéfiniment à l'état latent ; tôt ou tard ils s'affirment par un ensemble de symptômes qui leur sont d'ailleurs communs avec les autres tumeurs cérébrales, dont la coexistence d'autres localisations tuberculeuses dans l'organisme est seule capable de les faire distinguer.

Il arrive en effet assez souvent, que les premiers symptômes encéphaliques apparaissent au cours d'une tuberculose pulmonaire ou bronchique confirmée : Un enfant de deux ans et demi, appartenant à une famille de tuberculeux, est pris d'une toux quinteuse avec vomissements alimentaires et glaireux ; quinze jours après, apparaît une céphalalgie très vive et il se produit tout à coup une hémiplégie gauche pour laquelle on amène le malade à l'hôpital. Nous constatons à ce moment une respiration soufflée au sommet du poumon droit et un petit foyer de craquements humides sous la clavicule gauche. Il existe du strabisme interne de l'œil gauche, une paralysie avec contracture du bras gauche, une exagération du phénomène du genou à gauche avec tendance à la raideur du membre nférieur. Trois mois plus tard l'autopsie montrait l'existence d'un gros tubercule du volume d'un œuf de pintade, entouré d'une zône de substance cérébrale ramollie et occupant la couche optique et la partie inférieure du noyau caudé ; une tumeur semblable, mais plus petite, existait dans le lobe gauche du cervelet.

Vous vous rappelez cette petite fille de 3 ans et demi atteinte de tuberculose pulmonaire et couchée au numéro 1 de la salle 7, chez laquelle à la suite d'une rougeole intercurrente et sans aucun symptôme prodromique, il survint tout à coup une série d'attaques convulsives générales auxquelles succéda une hémiplégie droite complète mais transitoire. L'autopsie révéla la présence dans le lobe sphénoïdal gauche du cerveau, d'une masse tuberculeuse du volume d'un œuf de poule et un noyau semblable, de la grosseur d'une noisette, dans le lobe droit du cervelet.

Actuellement encore, vous pouvez observer à la Clinique une fillette de 7 ans, tuberculeuse, et qui a subi en mai 1891 l'opération de l'empyème pour un épanchement purulent du côté gauche. Le 8 juin dernier la malade, après s'être plaint à plusieurs reprises de maux de tête et d'estomac, fut prise de convulsions générales qui se répétèrent pendant la nuit et qui laissèrent après elles une hémiplégie droite avec contracture et aphasie, symptômes qui persistent encore aujourd'hui et que nous croyons pouvoir rattacher sans présomption à un tubercule cérébral, encore que le contrôle de l'autopsie nous fasse défaut jusqu'à présent.

D'autres fois cependant, la tuberculose paraît se localiser primitivement sur le cerveau ; il est probable qu'ici comme dans la tuberculose des méninges, la lésion cérébrale a dû être précédée par un foyer tuberculeux latent, siégeant soit dans les poumons, soit dans les ganglions, mais il n'en reste pas moins établi que *cliniquement* les symptômes cérébraux peuvent être les premiers en date et dominer toute la scène morbide, comme dans l'observation suivante que je vous résumerai en quelques mots :

Un enfant de onze ans et demi, issu d'une famille de phthisiques, entre à l'hôpital le 10 mars 1891, se plaignant depuis trois mois d'une céphalalgie frontale et pariétale paroxystique accompagnée parfois de vomissements et en général de constipation. On ne constate autre chose qu'un strabisme interne de l'œil droit et une respiration nettement soufflée au sommet du poumon droit. Pendant six semaines environ, les mêmes symptômes persistent avec des alternatives diverses, quand tout à coup l'enfant est pris d'attaques épileptiformes répétées, à la suite desquelles il tombe dans un état comateux avec ptosis de la paupière droite, dilatation des pupilles, déviation conjuguée des yeux et de la tête vers la gauche. Le lendemain, l'enfant ayant repris connaissance, ses parents le font sortir de l'hôpital, mais bien que nous n'ayons pu suivre le malade davantage, les symptômes cliniques et les antécédents tuberculeux du sujet, ne nous semblent pas laisser de doutes sur l'existence chez lui d'un tubercule cérébral.

Ainsi, encore une fois, les symptômes des tubercules du cerveau peuvent survenir en pleine santé apparente ou bien au cours d'une phthisie confirmée. Quant au mode de début, il est, comme vous venez de le voir, variable suivant les cas. Tantôt c'est une céphalalgie intense, paroxystique, accompagnée de vomissements alimentaires ou glaireux qui persiste sans autres symptômes pendant un temps plus ou moins long avec des intervalles pendant lesquels elle se calme ou même disparaît entièrement. D'autres fois, l'affection débute brusquement par des convulsions générales qui se succèdent par accès, laissant

ou non après elles des paralysies passagères ou durables ;
d'autres fois encore, en même temps que la céphalée apparaît, une hémiplégie survient brusquement, comme dans
une des observations que je vous ai rapportées tout à
l'heure.

Une fois la maladie confirmée, la céphalalgie, les
vomissements, la constipation, les convulsions s'aggravent ou au contraire disparaissent momentanément, mais
on voit alors ordinairement apparaître les signes d'une
lésion en foyer, à moins toutefois que la tumeur
soit placée en dehors des régions motrices du cerveau,
auquel cas, le *shock* dissipé, les paralysies disparaissent
comme vous l'avez vu se produire chez une de nos petites malades : ici après une série de crises convulsives, il
était survenu une hémiplégie droite qui s'effaça spontanément deux jours après ; les tumeurs occupaient en effet
le cervelet et le lobe occipital du cerveau.

Les symptômes de foyer varient évidemment suivant le
siège de la lésion et à cet égard les signes des tumeurs
eérébrales chez l'enfant concordent exactement avec les
phénomènes ordinaires par lesquels elles se traduisent
cliniquement chez l'adulte. Cependant les choses ne sont
pas toujours aussi simples qu'elles pourraient le paraître
de prime abord parce que d'une part les tubercules cérébraux comme les autres tumeurs peuvent amener, par
l'action irritative qu'elles exercent sur le tissu nerveux,
des phénomènes *à distance* et de plus que les tubercules
cérébraux sont, comme vous l'avez vu, assez souvent
multiples et par conséquent fournissent une symptoma-

tologie complexe qui en rend la localisation parfois très difficile. Il serait trop long d'étudier ici avec vous les symptômes des tubercules cérébraux suivant leur siège dans les différentes parties de l'encéphale, je me bornerai à analyser sommairement les phénomènes principaux qui les caractérisent et qui permettent généralement d'en faire le diagnostic.

L'affection peut durer très longtemps sans qu'il se produise de paralysies ; chez un de nos malades, elle s'est déroulée presque tout entière jusqu'aux convulsions terminales avec du ptosis et un léger stabisme, pour tous troubles moteurs ; cependant les paralysies sont la règle habituelle ; elles peuvent être localisées à un seul membre ou à un membre et à la face ; d'autres fois localisées au début, elles s'aggravent dans la suite et revêtent le type hémiplégique ; d'autres fois encore l'hémiplégie se produit d'emblée. Nos observations nous fournissent des exemples de ces différentes éventualités : chez l'un de nos sujets, on constate au début une paralysie presque complète du bras gauche avec contracture, l'enfant ne peut le soulever qu'à l'aide de la main restée saine, le membre inférieur gauche est respecté, on y constate seulement une exagération du phénomène du genou, mais les mouvements sont libres et la marche est possible. Dans la suite apparaît une hémiplégie faciale gauche, l'enfant ne peut plus marcher et se soutient difficilement sur ses jambes. Chez un autre de nos malades, les convulsions du début font place à une hémiplégie gauche complète avec participation de la face.

Ces paralysies peuvent être passagères et fugaces : dans le cas que je viens de vous citer, l'hémiplégie disparut complètement au bout de 48 heures et l'enfant put recouvrer l'intégralité de ses mouvements ; d'autres fois elles persistent pendant toute la durée de la maladie avec la même intensité qu'au début ; d'autres fois encore elles présentent des alternatives d'amélioration et d'aggravation diverses sans toutefois céder complètement. Chez notre petit malade atteint de monoplégie brachiale, la paralysie diminua d'abord au bout de quelques jours ; l'enfant put de nouveau exécuter la plupart des mouvements et porter par exemple la main sur la tête, ce qui lui était impossible jusque-là ; plus tard la paralysie reparut aussi intense qu'au début.

Notons enfin que dans toutes nos observations il s'est agi non d'une paralysie flasque, mais d'une paralysie avec contracture et exagération des réflexes tendineux ; quand la contracture est permanente, il est probable qu'elle est le résultat d'une sclérose descendante consécutive à la lésion.

Chez une de nos malades, nous avons observé une hemiplégie droite avec *aphasie*, qui persiste encore aujourd'hui. L'enfant comprend ce qu'on lui dit, elle reconnaît les objets qu'on lui présente et indique du doigt sur un livre les images d'animaux et les lettres qu'on lui demande de montrer, mais elle ne peut parler et répond *oui* indifféremment toutes les fois qu'on lui adresse la parole ; il y a là une simple logoplégie sans surdité et sans cécité verbales.

Les convulsions du début de la maladie peuvent reparaître à la période d'état, mais on les observe plus souvent
à la période terminale. Dans tous nos cas, les convulsions
se sont produites sous forme d'accès successifs et elles ont
été constamment généralisées ; parfois cependant, lorsque
l'écorce est intéressée, elles peuvent être partielles et
revêtir les caractères de l'épilepsie jacksonnienne ; mais
Rilliet et Barthez font remarquer que dans l'enfance, grâce
à la grande excitabilité des centres nerveux, les convulsions se restreignent plus difficilement que chez l'adulte et
se généralisent plus fréquemment.

Les troubles de la sensibilité consistent principalement
en une céphalalgie paroxystique accompagnée ou non de
vomissements alimentaires ou bilieux et persistant pendant un temps très long, parfois pendant plusieurs mois,
ainsi que nous en avons observé un exemple. Cette céphalalgie ne correspond pas toujours au siège de la lésion ;
elle peut se suspendre pendant un certain temps pour reprendre ensuite ; jamais nous ne l'avons vue persister au
même degré pendant toute la durée de la maladie, mais
au contraire présenter de grandes variations dans son
intensité.

Il n'y a d'ordinaire ni anesthésie, ni analgésie, mais les
organes des sens sont fréquemment intéressés, surtout
quand la tumeur occupe la région cérébelleuse. Wernicke
a noté dans ces cas, de la surdité, de l'anosmie, mais principalement des troubles visuels : outre les paralysies
oculaires que nous avons relevées plusieurs fois, il peut
survenir une amaurose précoce, qui paraît être consécutive

soit à la compression des tubercules quadrijumeaux, soit
plutôt à une compression exercée sur le chiasma et les
bandelettes optiques par l'hydropisie du ventricule moyen,
déterminée elle-même par l'oblitération par la tumeur, de
l'aqueduc de Sylvius ou des veines de Galien avant leur
embouchure dans le sinus droit. Ce qui semble prouver
l'exactitude de cette dernière interprétation, c'est que dans
celles de nos observations où le cervelet était intéressé,
nous n'avons pas constaté d'amaurose ; les tumeurs étaient
trop peu volumineuses pour produire une hydrocéphalie
ventriculaire, qui faisait défaut à l'autopsie ; d'autre part,
nous avons observé avec M. le professeur Bernheim (1),
trois cas de tumeurs considérables du cervelet avec étran-
glement papillaire et cécité précoce, coïncidant avec une
hydrocéphalie ventriculaire considérable et une distension
telle du troisième ventricule que celui-ci formait une
saillie considérable sur laquelle passaient les bandelettes
optiques, qui se trouvaient fortement comprimées entre
cette sorte de tumeur et les os de la base du crâne.

Je ne veux pas insister longuement, Messieurs, sur le
diagnostic des tubercules cérébraux dans le jeune âge ;
les symptômes que je viens de vous énumérer suffisent à
établir l'existence d'une tumeur cérébrale, et sous les
réserves que je vous ai exprimées tout à l'heure, une connaissance exacte de la physiologie des centres nerveux
vous permettra d'en déterminer très approximativement le
siège. Quant à la nature tuberculeuse de la lésion, elle ne

(1) *Revue médicale de l'Est*, 1887.

peut être *affirmée* avec certitude que si, comme dans plusieurs de nos observations, elle s'est développée dans le cours d'une phthisie confirmée, ou si elle coïncide avec les signes non douteux d'une affection tuberculeuse d'autres organes, principalement des poumons ; mais elle peut être *soupçonnée* à l'avance, en raison de ce fait que les tubercules sont infiniment plus fréquents dans le cerveau des enfants que toute autre tumeur (1).

Il est cependant des cas où le diagnostic peut présenter certaines difficultés, c'est quand les tubercules, en devenant superficiels, provoquent une irritation méningée qui pourrait en imposer pour une méningite tuberculeuse. Il arrive alors habituellement que ces symptômes méningés disparaissent, et la maladie s'arrête pour un temps ; mais tôt ou tard survient une généralisation méningée véritable. En présence de ces faits, Aviragnet (2) se demande si, dans les cas de guérison de méningite tuberculeuse qui ont été publiés, on n'avait pas eu affaire en réalité à des tubercules cérébraux s'étant accompagnés, à un moment donné de leur évolution, de symptômes d'irritation des méninges. Cette opinion me semble d'autant plus acceptable que j'ai observé moi-même un cas de ce genre, où l'autopsie a révélé l'existence dans le cervelet, d'un ancien tubercule qui avait donné lieu à des symptômes méningés très nets, un an environ avant l'apparition de la méningite tuberculeuse qui devait emporter le malade.

(1) Rilliet et Barthez, t. II, p. 30?.
(2) Loc. cit.

Quoiqu'il en soit, la gravité des tubercules du cerveau ne saurait échapper à personne : bien qu'ils puissent demeurer stationnaires pendant un temps souvent très long, il n'en est pas moins vrai qu'ils peuvent, sous diverses influences, reprendre leur évolution et amener, par leur accroissement, des désordres cérébraux incompatibles avec la vie. De plus, il ne faut pas perdre de vue que les foyers tuberculeux latents constituent un danger permanent pour les sujets qui en sont affectés, en ce sens qu'ils peuvent être le point de départ d'une généralisation ultérieure. Vous avez vu, en effet, plusieurs de nos malades succomber à une méningite tuberculeuse ; d'autres ont été emportés brusquement au milieu d'une série de violentes attaques convulsives ; enfin la mort peut encore survenir par les progrès d'une tuberculose pulmonaire concomitante, ou plus lentement dans le marasme par une paralysie progressive. La terminaison fatale est donc la règle, et la thérapeutique se trouve à peu près complètement désarmée devant les tubercules cérébraux dans l'enfance comme d'ailleurs dans l'âge adulte, et la seule intervention médicale possible se réduit aux indications symptomatiques.

QUATORZIÈME LEÇON

DE L'ÉVOLUTION ET DU TRAITEMENT DE LA TUBERCULOSE CHEZ LES ENFANTS.

SOMMAIRE : Gravité générale du pronostic de la tuberculose infantile. — Certaines de ses localisations sont absolument au-dessus des ressources de l'art. Cependant il y a dans le jeune âge des tuberculoses bénignes et curables. La tuberculose pulmonaire elle-même peut sinon guérir, du moins s'arrêter spontanément dans son évolution et demeurer plus ou moins longtemps stationnaire. On ne connait pas jusqu'ici de médication spécifique de la phthisie ; en dehors de la médecine des symptômes, le traitement prophylactique est seul efficace contre sa dissémination et ses ravages.

MESSIEURS,

Il est peu d'affections où la thérapeutique offre en apparence autant de ressources que la tuberculose ; chaque jour presque, voit éclore une médication nouvelle qui accueillie d'abord avec enthousiasme, ne tarde pas, après expérimentation, à tomber dans l'oubli A peine sommes-nous en possession de quelques agents doués d'une efficacité incontestable sinon contre la maladie elle-même, du moins contre certaines de ses manifestations symptomatiques : l'huile de foie de morue, la créosote et ses dérivés, les antipyrétiques sont de ce nombre et vous voyez que la prétendue richesse de notre arsenal pharmaceutique dissimule en réalité un profond dénuement.

S'il en est ainsi dans les affections tuberculeuses de l'adulte où la lésion se cantonne en général dans un seul organe, la guérison de la tuberculose infantile doit être, a priori, plus difficile encore : ici l'évolution est plus rapide et surtout la tendance à la généralisation plus marquée ; de plus le jeune âge est, comme nous l'avons vu, un terrain de choix pour le bacille tuberculeux et dans un grand nombre de cas plusieurs organes sont envahis à la fois, de sorte que l'état général est plus promptement affecté, les indications thérapeutiques plus complexes, les lésions plus rebelles à nos moyens d'action.

Aussi certaines localisations de la bacillose, telles que la méningite tuberculeuse, doivent-elles dès l'abord, être considérées comme au-dessus des ressources de notre art. Ce n'est pas qu'il n'existe dans la science des faits de ce genre terminés par la guérison, mais on est toujours en droit de se demander dans ces cas, si on n'est pas en présence d'erreurs de diagnostic ou si, comme je vous l'ai montré, il ne s'est pas agi là en réalité de tubercules cérébraux plus ou moins superficiels déterminant une irritation des méninges, traduite cliniquement par des symptômes semblables à ceux de la méningite tuberculeuse, plutôt que de cette dernière affection elle-même. Cette notion de l'incurabilité de la méningite tuberculeuse est si bien établie que Rilliet et Barthez se demandent s'il ne vaut pas mieux renoncer complètement à une intervention inutile et abandonner à elle-même une maladie qui semble se jouer de efforts de la thérapeutique. Trousseau est du même avis, et découragé par d'inutiles tentatives, il arrive à cette conclusion, que sous l'influence des médications énergiques, la terminaison funeste arrive plus vite que par la seule expectation. On s'explique facilement ces insuccès quand on réfléchit qu'en dehors de la gravité inhérente aux affections des centres nerveux, la méningite tuberculeuse n'est pas une localisation initiale du bacille de Koch dans l'économie, que très souvent elle n'est qu'un des éléments d'une tuberculose miliaire aiguë et qu'en tous cas elle paraît coïncider toujours avec des lésions tuberculeuses anciennes d'autres organes dont elle constitue en quelque sorte l'épisode terminal.

Par contre il existe chez les enfants des exemples nombreux d'infections tuberculeuses limitées et bénignes : c'est surtout dans le jeune âge, qu'on observe ces lésions des ganglions, du tissu cellulaire sous-cutané et du squelette qu'on rangeait autrefois dans le cadre de la scrofule et dont la nature franchement tuberculeuse a été reconnue et démontrée depuis. Beaucoup de ces lésions peuvent guérir spontanément : je vous ai cité déjà l'histoire de ce petit garçon affecté d'ostéites tuberculeuses multiples des os malaires, du maxillaire inférieur, de l'extrémité inférieure des deux humérus, de la tête des radius et des cubitus, des métacarpiens des deux mains, outre de nombreuses gommes tuberculeuses du tissu cellulaire, et qui guérit presque complètement sans autre intervention que l'extraction de quelques séquestres, ne conservant qu'une ulcération fongueuse de la face dorsale de la main droite liée à une carie d'un des métacarpiens. Les faits abondent de ces tuberculoses locales guéries définitivement, avec ou sans opération chirurgicale, et vous pouvez tous les jours en observer des exemples dans notre service de l'hôpital de secours.

Deux fois seulement, nous avons eu occasion de recourir à la méthode sclérogène de Lannelongue et notre intervention a été suivie d'un plein succès. Dans le premier cas il s'agissait d'un enfant de 7 ans, fils d'un père tuberculeux, ayant perdu trois frères et sœurs de méningite, présentant lui-même des cicatrices anciennes d'apparence scrofuleuse au bras droit et une ankylose osseuse du coude gauche qui entra à l'hôpital le 28 novembre 1892 pour une ostéite tuberculeuse du condyle interne de l'humérus gauche. Il existait à ce niveau une plaie fongueuse du diamètre d'une pièce de 0,20 centimes, profonde d'environ un centimètre et au fond de laquelle le stylet tombait sur une surface osseuse dénudée. Une première injection de chlorure de zinc au dixième, pratiquée à l'aide d'une seringue de Pravaz détermina une vive douleur et un léger gonflement inflammatoire de la région, qui disparut rapidement ; trois autres injections furent faites à quelques jours de distance et vingt jours après le début du traitement, la cicatrisation était complète ; l'enfant revu trois mois plus tard ne présentait aucune tendance à la récidive.

La seconde observation est celle d'un enfant de dix ans, atteint d'ostéite tuberculeuse du radius droit ; l'os était dénudé sur une étendue de plus d'un centimètre et plusieurs orifices fistuleux entourés de fongosités donnaient issue à une suppuration abondante. Un mois suffit pour obtenir la guérison et l'enfant retourna dans sa famille où il fut perdu de vue.

Dans ces cas de tuberculoses locales, la guérison est le résultat, soit de la mortification des éléments tuberculeux et d'une inflammation éliminatrice aboutissant à la cicatrisation, soit, comme dans la méthode de Lannelongue, de la production artificielle d'une zône fibreuse qui enkyste les tubercules, les atrophie et les isole du reste de l'organisme.

Cette terminaison favorable peut-elle s'observer aussi dans la tuberculose des viscères ? Oui, certainement. Les granulations tuberculeuses peuvent subir la transformation fibreuse et s'arrêter ainsi dans leur évolution, d'autres fois elles subissent la dégénérescence caséeuse et, agissant sur les parties voisines comme un corps étranger, elles déterminent autour d'elles une inflammation qui passe le plus souvent à la suppuration, mais qui aboutit aussi parfois à la formation d'une masse de tissu fibreux, au milieu de laquelle les tubercules enserrés peuvent, dans la suite, s'incruster de sels calcaires et devenir le siège d'une véritable pétrification. C'est ainsi qu'on rencontre souvent dans des autopsies de vieillards, des foyers occupant les sommets des poumons et remplis d'une substance caséeuse ou calcaire entourée d'un tissu induré, ou d'autres fois de petits nodules durs, constitués par un tissu fibreux homogène où l'examen histologique révèle de petites cellules rondes, atrophiées et peu nombreuses, et qui probable-remontent à un grand nombre d'années. Toutefois, il faut vous rappeler que cette guérison est loin d'être définitive-

ment acquise ; ces foyers tuberculeux, en apparence cica-
trisés, peuvent conserver leur virulence et donner lieu,
comme nous l'avons vu, à des infections secondaires
généralisées et mortelles.

Chez l'enfant, je ne puis vous présenter, avec autopsie
à l'appui, aucun exemple de tuberculose guérie ; mais
sans aller si loin, ne voyons-nous pas fréquemment des
tuberculoses pulmonaires en évolution s'arrêter dans leur
marche, la fièvre tomber, l'appétit renaître, l'embonpoint
et les forces reparaître, la toux et l'expectoration diminuer,
en un mot la maladie subir un temps d'arrêt et rester stationnaire pour un temps. C'est surtout, commé je vous l'ai
fait remarquer déjà, chez les enfants dits scrofuleux, que
nous avons observé les exemples les plus nets de cette
cessation momentanée de l'évolution tuberculeuse, comme
si l'existence d'une tuberculose locale était l'indice d'une
faible réceptivité de l'organisme à l'égard du bacille tuberculeux. Ce fait est d'ailleurs bien connu depuis longtemps
et les partisans de la dualité de la phthisie en faisaient
autrefois un de leurs principaux arguments.

Je vous ai rappelé déjà l'histoire d'un petit garçon de
treize ans, atteint d'un lupus tuberculeux de la face, qui
fut pris il y a environ un an, d'hémoptysies graves et répétées, coïncidant avec une infiltration tuberculeuse du
poumon gauche. Actuellement, les signes physiques persistent au même degré, mais la température est normale,
l'état général satisfaisant et l'évolution tuberculeuse paraît
enrayée ou tout au moins stationnaire.

L'observation suivante nous en fournit un autre

exemple : il s'agit d'un enfant de douze ans, présentant à la jambe droite des cicatrices de scrofulides anciennes au niveau du tibia, au-dessus de la malléole interne, qui fut pris subitement, dans la nuit du 9 au 10 janvier dernier, d'une fièvre intense accompagnée de dyspnée, de céphalgie, de toux et de douleurs thoraciques. Le lendemain, à son entrée à l'hôpital, nous constations une température matinale de 39°, de la cyanose de la face, une dyspnée très vive, accompagnée de râles trachéaux. La percussion et l'auscultation accusaient une matité franche sous la clavicule, ainsi que dans les fosses sus et sous-épineuses gauches, des sibilances et des râles sous-crépitants en avant et à gauche, une respiration soufflée et des râles sous-crépitants en arrière et du même côté. A droite, la sonorité était normale et la respiration nette en avant, mais en arrière, on percevait des râles muqueux dans presque toute la hauteur. Les battements du cœur étaient tumulteux, le pouls filiforme, à 110 pulsations à la minute. Nous pensions avoir affaire à une bronchite capillaire avec pneumonie catarrhale du lobe supérieur gauche, et en effet, au bout de quelques jours, la fièvre tombait, la dyspnée avait disparu, l'état de la poitrine s'était amélioré, au point qu'au jour de la sortie du malade de l'hôpital, le 9 février, la respiration était devenue normale dans tout le côté droit, et il n'existait plus à gauche qu'un peu de sonorité tympanique sous la clavicule avec de gros râles sous-crépitants ; en arrière, la respiration était légèrement soufflée dans la fosse sus-épineuse. Cependant, l'enfant continuait à tousser, et il rentra de nouveau à l'hopital le 10 mars suivant : A ce moment, la température était normale et resta telle jusqu'au mois d'août, où le malade quitta le service et fut perdu de vue ; mais il existait sous la clavicule gauche une sonorité faible, une respiration soufflée et des craquements humides; en arrière, il existait de la submatité dans les fosses sus et sous-épineuses et des râles sous-crépitants. Le 13 avril, nous notons un certain amaigrissement, de la polyadénite cervicale double, une diminution de la sonorité sous la clavicule gauche avec gargouillement, un son faible dans les fosses sus et sous-épineuses gauches avec respiration soufflée, enfin *à droite* quelques craquements fins dans la région sous-claviculaire. Le 22 juillet, il existe de la matité sous la clavicule gauche et dans les trois premiers espaces ; on constate à ce niveau une respiration soufflée accompagnée de râles sous-crépitants. A droite et en avant, la sonorité est normale et on perçoit à l'inspiration, des bouffées de râles sous-crépitants. En arrière, le son est faible dans les fosses sus et sous-épineuses gauches, la respiration, légèrement soufflée au sommet droit, est accompagnée de quelques craquements ; à gauche, dans la fosse sus-épineuse, on constate du souffle et des râles sous-crépitants.

Il n'est donc pas douteux que nous ayons eu affaire ici en réalité à une tuberculose pulmonaire sinon absolument stationnaire, du moins ayant suivi une évolution très lente et pouvant demeurer telle pendant un temps plus ou moins long, grâce à la conservation d'un état général satisfaisant et à l'allure peu rapide des accidents.

Je ne veux pas multiplier davantage ces exemples, mais

je tiens à vous faire remarquer qu'en dehors même de la phthisie dite scrofuleuse,' les faits de tuberculose pulmonaire arrêtée, et momentanément guéris sont beaucoup plus nombreux qu'on ne pourrait de prime-abord l'imaginer. Combien de nos petits tuberculeux ont présenté antérieurement des bronchites répétées, des fluxions de poitrine successives que l'on peut à bon droit considérer comme des poussées tuberculeuses, et n'avons-nous pas la preuve anatomique de l'exactitude de cette manière de voir, quant à l'autopsie des enfants méningitiques nous trouvons dans les poumons et dans les ganglions bronchiques des foyers caséeux anciens qui attestent la vraie nature des prétendues phlegmasies broncho-pulmonaires qui ont précédé la granulose méningée et qui sont décorées par la famille et par le médecin du nom de rhumes, de bronchites ou de broncho-pneumonies.

Ainsi, même chez les enfants, la tuberculose des poumons peut sinon guérir, du moins s'arrêter dans sa marche et demeurer plus ou moins longtemps stationnaire, et cela spontanément ou sans autre médication qu'une hygiène meilleure, une alimentation reconstituante, un air plus pur, le repos au lit, et en général l'éloignement des causes ordinaires de la déchéance organique.

C'est précisément la méconnaissance de cette évolution particulière de la tuberculose qui fait surgir constamment des médications nouvelles, qui malheureusement ne méritent pas la faveur même éphémère qui s'y attache et qui se montrent impuissantes à enrayer une tuberculose évoluant d'une manière aiguë ou subaiguë, même à une période rapprochée du début. C'est là en effet le critérium de l'efficacité d'un traitement véritablement spécifique et nous devons constater que jusqu'ici cet idéal n'a pas été réalisé.

Je n'ai pas l'intention, Messieurs, de vous énumérer ici les nombreuses médications qui ont été ou qui sont actuellement usitées dans le traitement de la tuberculose, je me contenterai de vous dire quelques mots des tentatives que nous avons faites dans cette clinique et des résultats auxquels elles ont abouti.

Indépendamment d'un certain nombre de sujets atteints de tuberculoses locales, telles que lupus, adenites cervicales, lésions osseuses et articulaires, nous avons expérimenté dès son apparition la *tuberculine* de Koch chez trois enfants atteints de tuberculose pulmonaire.

Le premier de nos malades était un garçon de quatorze ans, issu de parents tuberculeux, scrofuleux lui-même de bonne heure et affecté d'une induration tuberculeuse torpide et apyrétique du sommet du poumon droit, caractérisée physiquement par un affaiblissement de la sonorité sous la clavicule et dans la fosse sus-épineuse droites, une respiration rude en avant et une expiration prolongée et soufflée dans la fosse sus-épineuse. Au bout d'un mois de traitement, le poids du corps avait augmenté d'un kilogramme, la toux et l'expectoration avaient diminué, les signes physiques eux-mêmes s'étaient légèrement modifiés : la sonorité avait reparu au sommet droit, mais il persistait une respiration nettement soufflée dans la fosse sus-épineuse. Si vous vous rappelez ce que nous avons dit de l'évolution de la tuberculose chez les sujets scrofuleux, vous jugerez sans doute avec moi que ce fait n'a aucune valeur démonstrative, et que l'amélioration que nous avons constatée chez notre malade a été plutôt le fait d'une excellente hygiène hospitalière que d'un traitement dont l'expérience a montré non seulement l'inefficacité, mais encore les inconvénients et les dangers. Chez nos deux autres malades en effet, l'issue a été diamétralement opposée : il s'agissait ici de tuberculoses pulmonaires subaiguës *avec évolution fébrile* : chez l'une de nos malades, les injections déterminèrent une aggravation rapide des phénomènes locaux et un affaiblissement considérable qui nous obligèrent à cesser le traitement ; chez l'autre, la température vespérale qui ne dépassait jamais 38° ou 38° 5 s'éleva dès la première injection à 39, pour osciller pendant quelque temps entre 39° et 39° 6 ; au bout de quinze jours cependant, la fièvre tendait à diminuer spontanément ; une nouvelle injection la ralluma et elle se maintint dès lors à un taux plus élevé que jamais jusqu'à la terminaison fatale.

D'ailleurs, Messieurs, la lymphe de Kock et presque déjà du domaine de l'histoire, elle est tombée, en France du moins, dans un oubli complet et je n'en ai parlé que pour rappeler les faits que vous avez observés ici et pour vous les graver dans la mémoire, comme un épisode important dans l'étude du traitement de la phthisie

Les injections tant vantées de *Gaiacol iodoformé* ne nous ont pas donné davantage les résultats qu'on avait fait espérer. Je vous citerai à titre d'exemples deux observations de tuberculoses pulmonaires traitées par cette méthode.

Dans le premier cas, il s'agit d'un petit garçon de dix ans qui entra à l'hôpital au commencement de cette année pour une toux persistante datant de 8 mois, accompagnée depuis peu, d'expectoration et coïncidant avec un amaigrissement progressif. Le 3 mars, nous constatons chez lui les symptômes suivants : En avant et à gauche, le son était clair et ample, à droite il existait une *certaine submatité dans les deux premiers espaces* ; la respiration était nette à gauche, mais à droite on percevait du *souffle et des craquements* fins à l'inspiration. En arrière, le son *était un peu plus faible dans la fosse sus-épineuse droite* et à ce niveau la respiration *était soufflée et accompagnée de quelques râles secs ; à gauche* on constatait pour tous symptômes une *respiration rude* dans la fosse sus-épineuse. L'expectoration était peu abondante, muco-purulente, l'appétit modéré, l'amaigrissement notable ; la fièvre faisait défaut et la température, à part quelques élévations passagères à 38, demeura normale pendant toute la durée du séjour de l'enfant à l'hôpital, c'est-à-dire jusqu'au 22 avril. A ce moment, après six semaines de traitement, l'état général était devenu assez satisfaisant, l'enfant se plaignait encore d'essoufflement, l'appétit était régulier. On constatait *la persistance de la matité* dans la région sous-claviculaire droite et à ce niveau l'auscultation faisait entendre une *respiration soufflée accompagnée de sibilances et de craquements humides* à l'inspiration. Sous la clavicule gauche le son était normal et la respiration nette. En arrière la sonorité paraissait égale dans les deux fosses sus et sous-épineuses, il existait une *respiration soufflée* avec *retentissement de la voix et craquements* dans les fosses sus et sous-épineuses droites et dans l'espace interscapulaire droit ; *à gauche* la respiration était également *soufflée* dans la fossé sus-épineuse. Ainsi chez ce malade atteint de tuberculose pulmonaire *stationnaire* localisée principalement au sommet droit, avec induration et commencement de ramollissement, non-seulement le traitement a été impuissant à faire retrocéder les lésions, mais celles-ci ont plutôt progressé légèrement, seul l'état général fut favorablement influencé. Mais vous savez que cette amélioration se produit souvent spontanément, et qu'il serait imprudent de la mettre d'emblée à l'actif du traitement.

La seconde observation est relative à une fillette de 10 ans atteinte de tuberculose pulmonaire subaiguë avec fièvre intermittente quotidienne et caractérisée par les signes physiques suivants : Sous la clavicule gauche, la sonorité était normale et il existait à ce niveau une *respiration très rude avec quelques sibilances ; à droite*, dans les trois premiers espaces, la percussion faisait entendre *un bruit de pot fêlé* surtout marqué au deuxieme espace intercostal, il existait à ce niveau *un souffle et du gargouillement*. En arrière et à droite *la sonorité était affaiblie* dans la fosse sus-épineuse et dans l'espace interscapulaire, on y constatait à l'auscultation *une respiration rude et des craquements*. La toux était peu fréquente et l'expectoration nulle. Les injections de Gaiacol n'eurent aucune action sur la marche générale de la température qui, normale le matin, continua à osciller le soir entre 38 et 39, une seule fois, la dose ayant été doublée, l'élévation vespérale n'eut pas lieu et la température demeura aux environs de 37 ce jour-là et même le lendemain, mais comme dans la suite ce phénomène ne se produisit plus et qu'au contraire à cette apyrexie passagère succédèrent des poussées fébriles dépassant 39°, nous sommes autorisés à penser qu'il n'y a eu là autre chose qu'une coïncidence accidentelle. Quant aux signes physiques, voyons ce qu'ils étaient devenus après trois semaines de traitement : Sous la clavicule droite il existait de la *submatité*, du *souffle* et du *gargouillement* ; à gauche et en avant la respiration était *rude* et accompagnée de *gros râles sous crépitants*. En arrière, le *son était faible dans les deux fosses sus-épineuses ; à droite*, on percevait des *craquements humides et des sibilances ; à gauche*, du *souffle* et des *râles sous-crépitants*. L'appétit était faible, l'amaigrissement considérable ; la mort survint deux mois plus tard. Chez cette malade le traitement n'a donc exercé aucune influence ni sur l'état général, ni sur l'évolution des lésions tuberculeuses, les signes physiques n'ont subi aucun changement et la fièvre s'est maintenue au même degré.

Je ne veux pas, Messieurs, prolonger davantage cette discussion : de tous les traitements qu'on a préconisés contre la phthisie, aucun ne résisterait à la critique et nous ne possédons pas jusqu'ici de remède spécifique des affections tuberculeuses. Par contre, la prophylaxie nous reste, et aujourd'hui que nous connaissons la contagiosité de la maladie, l'agent virulent qui la produit et les portes d'entrée par où il pénètre dans notre organisme, nous pouvons, par des mesures de désinfection et d'hygiène bien entendues, empêcher sa dissémination et peut-être un jour pourrons-nous lui arracher ses victimes.

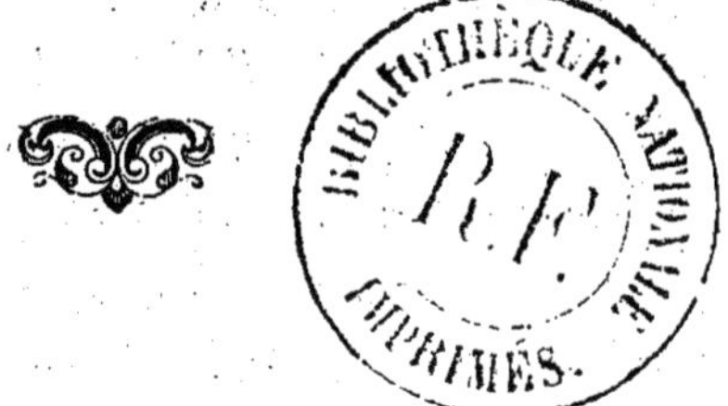

TABLE DES MATIÈRES

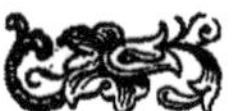

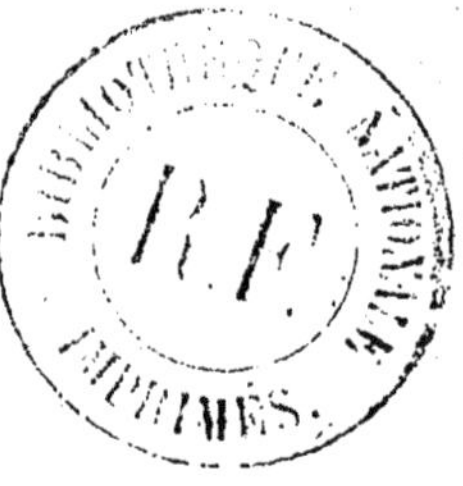

Nancy.— Imp. G. Crépin-Leblond, Passage du Casino.

FÉLIX ALCAN, ÉDITEUR

HÉRARD, CORNIL et **HANOT. De la phtisie pulmonaire,** étude anatomo-pathologique et clinique. 1 vol. in-8, avec 65 fig. en noir et en couleurs dans le texte et 2 planches coloriées. 2ⁿ édit. entièrement remaniée. 1888. 20 fr.

AVIRAGNET. De la tuberculose chez les enfants. 1 vol. in-8, 1892. 4 fr.

BOUCHUT et **DESPRÈS. Dictionnaire de médecine et de thérapeutique médicale et chirurgicale,** comprenant le résumé de la médecine et de la chirurgie, les indications thérapeutiques de chaque maladie, la médecine opératoire, les accouchements, l'oculistique, l'odontotechnie, les maladies d'oreille, l'électrisation, la matière médicale, les eaux minérales et un formulaire spécial pour chaque maladie. 5ᵉ édit. 1889, très augmentée. 1 vol. in-4, avec 950 figures dans le texte et 3 cartes.
Prix : broché. 25 fr. — Cartonné. 27 fr. 50. — Relié, 29 fr.

CORNIL et **BABES. Les bactéries,** et leur rôle dans l'histologie pathologique des maladies infectieuses. 2 vol. in-8, contenant la description des méthodes de bactériologie. 3ᵉ édit. 1890, avec 385 figures en noir et en couleurs dans le texte et 12 planches hors texte. 40 fr.

DAMASCHINO. Etiologie de la tuberculose. In-8 de 204 p. 2 fr. 50

JACOBY. Phthisie et altitudes. 1 br. in-8. 1889. 1 fr. 50

LAGRANGE (F.). L'hygiène de l'exercice chez les enfants et les jeunes gens. 1 vol. in-18. 1890. Br. 3 fr. 50. Cart. à l'ang. 4 fr.

MAIRET. Formes cliniques de la tuberculose miliaire du poumon, 1878. 1 vol. in-8. 3 fr. 50

MAURIN (A. S.). Nouveau formulaire magistral des maladies des enfants. 1 vol. in-18, 2ᵉ édit. 1886. 3 fr. 50

RILLIET et **BARTHEZ. Traité clinique et pratique des maladies des enfants.** 3ᵉ édition, refondue et augmentée par Barthez et Sanné.
— Tome Iᵉʳ. *Maladies du système nerveux, maladies de l'appareil respiratoire.* 1 fort vol. gr. in-8. 1884. 16 fr.

Tome II. *Maladies de l'appareil circulatoire, de l'appareil digestif et de ses annexes, de l'appareil génito-urinaire, de l'appareil de l'ouïe, maladies de la peau.* 1 fort vol. gr. in-8. 1887. 14 fr.

Tome III, terminant l'ouvrage. *Maladies spécifiques, maladies générales constitutionnelles* 1 fort vol. gr. in-8. 1890. 25 fr.

SPRINGER. La croissance. Son rôle en pathologie. Essai de pathologie générale. 1 vol. in-8. 1890. 6 fr.

UFFELMANN. Des maisons hospitalières destinées aux enfants faibles et scrofuleux des classes pauvres, etc. In-8. 1884. 1 fr. 50

Nancy. — Imp. G. Crépin-Leblond, Passage du Casino.